Td 57/51.

DOCUMENTS

SUR

LE CHOLÉRA-MORBUS

ÉPIDÉMIQUE,

TRANSMIS PAR LETTRE

A UN MÉDECIN DE PROVINCE;

PAR A. N. GENDRIN,

Docteur en Médecine, Médecin des Hôpitaux et Hospices civils de Paris, Membre de la Société de Médecine de Paris, des Sociétés de Médecine de Lyon, Philadelphie, Louvain, etc.

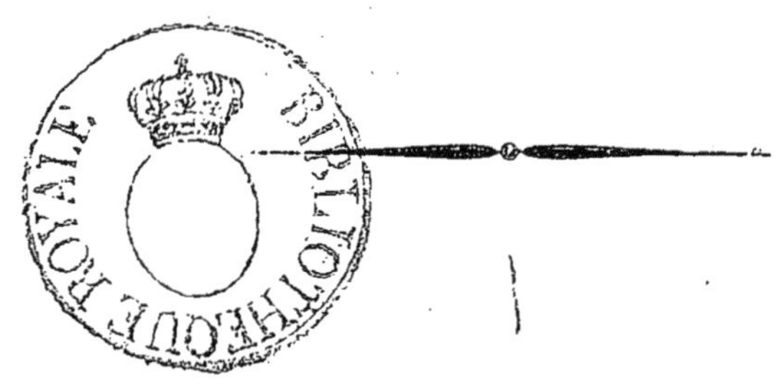

PARIS.

CHEZ J. B. BAILLIÈRE, LIBRAIRE,

RUE DE L'ÉCOLE-DE-MÉDECINE, Nº 13 *bis*.

1832.

TABLE DES MATIÈRES.

INTRODUCTION. . . . . Page I

Rapport présenté au Conseil privé d'Angleterre par le Conseil de Santé sur la maladie appelée choléra spasmodique de l'Inde, qui règne maintenant dans le nord de l'Europe. 5

Extrait du rapport sur la maladie épidémique appelée choléra-morbus, qui a régné dans la ville de Moscou et dans d'autres parties de la Russie pendant l'automne de 1830 et l'hiver de 1831; par le docteur KEIR. 22

Extrait du rapport des docteurs RUSSEL et BARRY sur l'épidémie du choléra de Saint-Pétersbourg, adressé au Conseil de Santé d'Angleterre. 32

Extrait du Rapport de la Société médicale de Madras sur le choléra-morbus de l'Inde. 43

Des symptômes pathognomoniques, diagnostiques et prognostiques du choléra épidémique; par le docteur J. ANNESLEY, chirurgien de l'hôpital général de Madras. 56

Des lésions constatées à l'ouverture des cadavres de ceux qui ont succombé au choléra-morbus; par le docteur ANNESLEY. 63

Extrait du Rapport de la Société médicale de Madras sur les lésions que présentent les cadavres des personnes mortes du choléra. . . . 73

Histoire des désordres constatés à l'ouverture des cadavres des personnes mortes du choléra; extraite de l'ouvrage de M. ORTON. . 78

Conséquences déduites des documents sur l'ancienneté du choléra dans l'Inde, sur sa nature et sur la similitude de cette maladie dans l'Inde et dans nos climats. 86

De la nature du choléra-morbus. 110

Sur les altérations des fluides dans le choléra; par M. HERRMANN. 114

Instruction sur le choléra-morbus, publiée en turc; par l'HÉLKIM-BACHI, chef des médecins de Constantinople. (Traduction textuelle.) 119

DE L'IMPRIMERIE DE CRAPELET,

RUE DE VAUGIRARD, N° 9.

LETTRE

A UN MÉDECIN DE PROVINCE

SUR

LE CHOLÉRA-MORBUS.

SUR LES SYMPTÔMES ET LA NATURE DU CHOLÉRA-MORBUS
DANS L'INDE ET EN EUROPE.

INTRODUCTION.

Vous désirez, mon cher confrère, connaître mon opinion sur le choléra-morbus épidémique qui a pris naissance dans l'Inde il y a quatorze ans, et qui effraie aujourd'hui l'Europe, où il est venu porter ses ravages. Pour répondre à toutes les questions que vous m'adressez, il faudrait vous tracer une monographie complète sur cette maladie; et vous savez qu'il serait encore impossible de réunir pour cela assez de documents dignes de foi. Vous ne seriez pas homme à vous contenter de renseignements recueillis au hasard, et jetés dans des articles de journaux. Vous savez trop bien quel fond il faut faire sur ces productions éphémères, trop souvent enfantées par le désir de faire parler de soi, ou par l'impatience d'intervenir dans une controverse qui préoccupe vivement tous les esprits. Je me contenterai de vous entretenir de tout ce que l'on a recueilli de plus positif sur la nature de cette maladie épidémique, qui répand une si grande terreur. Si elle doit nous arriver, nous aurons tant de choses à observer qu'il ne nous restera plus le loisir de nous livrer à des recherches sur tout ce qu'elle aura présenté d'important avant de nous atteindre. Nous nous trouverions ainsi hors d'état de tirer des règles de conduite des observations déjà faites, qui sont toujours en médecine les guides les plus sûrs pour se diriger.

Je réunirai dans cette lettre sur le choléra-morbus épidémique des documents originaux écrits par des praticiens qui ont observé cette maladie. La liberté du style épistolaire me laissera la facilité de me livrer à des digressions nécessaires pour vous mettre à même de bien juger ces documents que je ferai successivement passer sous vos yeux soit en vous les adressant textuellement, soit en vous en donnant des analyses étendues.

Je vous parle de documents sur le choléra-morbus, c'est vous faire pressentir que je ne veux entrer avec vous dans aucune discussion scientifique sur la nature de cette maladie, d'après les idées et les doctrines que je puis avoir adopteés; je veux me borner à vous présenter les pièces principales jusqu'à présent recueillies sur ce fléau que l'Asie a transmis à l'Europe, et à vous communiquer avec franchise toutes les remarques que me suggère la lecture de ces pièces.

Il ne sera point question entre nous de toutes ces brochures sur cette maladie, que chaque jour voit éclore. Nous nous occuperons moins encore de ces articles qui remplissent les colonnes des journaux quotidiens, et qui n'ont d'autre objet que de distribuer des adresses, et de préconiser des remèdes imaginés pour spéculer sur la crédulité publique , et d'autre résultat que de jeter l'alarme parmi les citoyens , et de répandre une terreur qui deviendrait si funeste si l'épidémie nous arrivait.

Aucun document digne de confiance n'a encore été publié en France sur le choléra-morbus. L'Académie royale de Médecine a été consultée par le gouvernement, et a adopté dans une de ses dernières séances un rapport fort long , fait avec beaucoup de talent, par M. Double. Ce rapport a été adopté après une discussion qui n'a offert presque aucun intérêt ; on devait s'y attendre : les documents nombreux qui existent déjà sur le choléra épidémique ont été publiés presque tous à l'étranger, et sont très peu connus. Je remets à une prochaine lettre à vous parler de ce rapport, qui sera probablement imprimé. Sur une matière aussi grave, je ne veux pas m'exposer à vous donner une analyse inexacte et tronquée, comme l'ont fait quelques journaux ; je pense d'ailleurs que l'ordre des idées exige que je vous fasse connaître d'abord des documents recueillis à l'étranger, et qui vous mettent dans le cas de vous former une opinion bien précise sur la maladie.

Le document qui fait le sujet principal de cette lettre [1] vient d'être publié à Londres, par le conseil de santé et par les ordres du conseil privé. Il a toute l'autorité d'un document authentique, rédigé par un conseil auquel le gouvernement a remis le soin de veiller sur la santé publique, et de prendre les mesures pour préserver le royaume du fléau indien. Il

[1] *Papers relative to the disease called cholera spasmodica in India , now prevailing in the north of Europa, printed by authority of the lords of his majesty's most honourable privy council.* London, august 12, 1831.

reçoit d'ailleurs des hommes, presque tous médecins et illustres dans la science qui forment ce conseil, une autorité que n'auront jamais les œuvres de notre conseil supérieur de santé en France, tant qu'il ne comptera dans son sein que quelques médecins, et qu'il fera rédiger ses rapports par un officier de cavalerie. Tout le monde en France se mêle de prononcer en médecine. Ce travers si commun dans le monde, et que peint si bien ce distique :

Fingit se medicum quisquis idiota profanus,
Judæus, monachus, histrio, rasor, anus,

a exercé, chez nous, son influence jusque sur l'administration. Il n'y a pas un conseil chargé d'affaires sur la santé des hommes dans lequel la majorité qui décide ne soit composée d'hommes étrangers à la science indispensable pour se former une opinion sur les objets à discuter. On vient de former des conseils d'arrondissement et de quartier à Paris, pour les mesures à prendre contre le choléra, et pour améliorer l'état sanitaire de la ville; on n'a pas manqué de suivre les mêmes errements : les médecins n'y sont appelés qu'en très faible minorité. Si tout cela encore n'était que ridicule; mais que de mesures absurdes et désastreuses prises par des conseils ainsi formés! Que feraient-ils au milieu d'une épidémie, qui les glacerait de terreur!.... En Angleterre, on a compris qu'il fallait être médecin pour traiter des affaires médicales; aussi n'at-on placé dans le conseil de santé, de membres étrangers à la médecine, que des hommes occupant d'éminents emplois, qui sont, par la nature même de ces emplois, des hommes indispensables pour diriger les grandes mesures de salubrité publique : ce conseil se compose du docteur H. Halford, président, des docteurs

Maton, Turner, Warren, Macmichael, Holland, et de
MM. T. Byam Martin, contrôleur de la marine, Edward
Steward, député, président du bureau des douanes,
James Macgrégor, directeur général de l'armée, William Burnett, commissaire de la médecine navale, William Pym, surintendant général des quarantaines, et
enfin du docteur Seymour, secrétaire. Voici la traduction textuelle du rapport de cette commission sur le
choléra présenté au conseil privé du royaume, le 12 août
dernier.

RAPPORT PRÉSENTÉ AU CONSEIL PRIVÉ D'ANGLETERRE PAR
LE CONSEIL DE SANTÉ SUR LA MALADIE APPELÉE CHO-
LÉRA SPASMODIQUE DE L'INDE, QUI RÈGNE MAINTENANT
DANS LE NORD DE L'EUROPE.

Le conseil de santé, conformément aux instructions
qu'il a reçues du très honorable conseil privé de Sa
Majesté, a entendu, sur la maladie appelée dans l'Inde
choléra spasmodique, les personnes employées dans l'Inde
dans les différents services médicaux dont les noms
suivent, les docteurs DAUN, ALEXANDER, ASHBURNER,
BIRCH; MM. WYBROW, BOYLE et MEICLE. D'après ce
qu'il a appris par leur déclaration, et d'après le grand
nombre de renseignements contenus dans les rapports
imprimés, dressés par ordre des différents gouverne-
ments du Bengale, de Madras et de Bombay, le conseil
a rédigé une description de la maladie, et a tracé un
Précis de la pratique adoptée dans l'Inde pour la combattre. Il a annexé à ce document rédigé par lui une
description de la maladie, telle qu'elle s'est présentée à
Moscou, fournie par le docteur Keir, médecin anglais,
résidant depuis long-temps dans cette capitale, et un
extrait du rapport des docteurs Russel et Barry, en-

voyés par le gouvernement de Sa Majesté pour faire des recherches sur cette terrible maladie, qui ravage maintenant Saint-Pétersbourg.

Le conseil renvoie les praticiens aux rapports qu'il vient d'indiquer, mais ces documents n'ayant pas tous été publiés, il appelle plus spécialement l'attention des médecins sur le Mémoire de M. Gilbert Blane, inséré dans le onzième volume des *Transact. de la Société médico-chirurg. de Londres;* l'exactitude des faits qu'il contient a été reconnue au collége des médecins par le docteur Russell, qui se trouvait à Calcutta pendant le règne de la dernière épidémie; aux ouvrages de M. Annesley sur les maladies qui règnent dans l'Inde; à l'Essai sur le choléra de M. George Hamilton Bell, et à d'autres ouvrages récemment publiés par les médecins qui ont pratiqué dans le pays, et enfin à l'histoire de l'épidémie de choléra spasmodique de Russie, par le docteur Bisset Hawkins.

Description de la maladie.

L'invasion dans les cas les plus graves est si rapide que les individus dans un état apparent de bonne santé, ou n'éprouvant qu'à peine une sensation de malaise, perdent instantanément leurs forces comme s'ils étaient subitement foudroyés ou soumis à l'action immédiate d'un violent poison. Ils prennent immédiatement l'aspect d'agonisants, leur peau devient froide, et donne à la main du médecin, comme l'ont signalé plusieurs observateurs, la sensation de froid humide que l'on ressent quand on touche une grenouille. Quelques praticiens expriment la sensation qu'on perçoit par le toucher dans ces cas à celle que fait éprouver la peau d'un cadavre. Le pouls est faible, intermittent, onduleux ou même insensible. Un cercle livide se remarque autour des paupières, les yeux sont enfoncés dans les orbites ; la langue est froide ; tantôt elle est nette ; tantôt elle est couverte d'une légère couche blanche ; quelquefois même l'air expiré est froid. Dans les cas de cette excessive gravité, les vomissements et les déjections alvines qui caractérisent la maladie ne se manifestent ordinairement pas aussi rapidement que lorsque l'invasion est plus modérée ; il semble que la manifestation de ces évacuations soit retardée jusqu'à ce qu'il s'opère dans les fonctions suspendues un léger effort de réaction.

Il est digne de remarque que, à moins que la mort, dans ces cas d'excessive gravité, ne survienne en peu d'heures, il se fait dans l'organisme des efforts pour rétablir l'équilibre constitutif des fonctions : nous insistons sur ce fait parce qu'il doit servir de guide au praticien pour déterminer l'instant où les saignées et quelques autres moyens de traitement indiqués dans les documents des médecins qui ont pratiqué dans l'Inde peuvent être mis en usage avec quelque succès.

Bientôt les vomissements s'établissent : ils expulsent d'abord les matières ordinairement contenues dans l'estomac, et immédiatement après un fluide trouble comme du petit-lait, de l'eau d'orge, de l'eau de riz ou du blanc d'œuf. On indique assez exactement les caractères de cette matière des vomissements en disant que c'est un liquide séreux contenant des flocons d'albumine coagulée. Les intestins expulsent aussi les matières qu'ils contiennent ; celles qui se trouvent dans le rectum ont plus ou moins leurs caractères naturels, mais les matières excrétées immédiatement après ressemblent à celles que rejette l'estomac ; elles sont poussées avec force comme un liquide qui sort d'une seringue. On peut en dire autant de l'expulsion des matières vomies.

Des spasmes qui commencent aux orteils et aux doigts

se manifestent immédiatement et s'étendent par degrés aux grands muscles des jambes et des bras et aux muscles abdominaux. Ces spasmes varient en intensité, mais ils sont quelquefois si violents qu'ils ont l'apparence du tétanos.

Dans des cas graves les vomissements sont peu considérables; dans d'autres ils sont très abondants; et les vomissements et les selles n'ont entre eux aucun rapport connu; quelle que soit celle de ces évacuations qui précède, une vive chaleur brûlante se manifeste d'avance à l'épigastre; le malade appète très vivement les boissons froides et particulièrement l'eau. Quoique la peau et la langue soient peu chaudes au toucher, que le pouls ne se sente plus ou soit peu perceptible, les malades se plaignent d'une chaleur intense et éprouvent une aversion insurmontable contre toute application chaude à la peau; les spasmes augmentent en s'étendant quelquefois graduellement vers l'abdomen jusqu'au scrobicule du cœur; d'autres fois ils s'y manifestent subitement.

Les autres symptômes graves sont une sensation intolérable de pesanteur et de constriction au thorax avec respiration anxieuse. Pendant que les spasmes persistent à se manifester, la face devient plombée ou bleuâtre; la langue, les doigts et les orteils deviennent également livides. La paume des mains et la plante des pieds se rident, les doigts et les orteils prennent l'aspect qu'ils ont quand ils ont été long-temps plongés dans l'eau chaude. Pendant ce temps-là, la sécrétion de l'urine se suspend, ainsi que les sécrétions muqueuses de la bouche et du nez. On ne remarque pas de bile dans les évacuations, et l'on observe en général que toutes les fonctions par lesquelles la vie se conserve sont suspendues ou affaiblies d'une manière alarmante. Les seules fonctions cérébrales paraissent peu dérangées dans ces cas si graves, car les facultés intellectuelles restent entières jusqu'au dernier instant de la vie.

Le calme succède enfin aux symptômes graves que nous venons d'annoncer, il précède immédiatement la mort; car la dernière période de la maladie est communément marquée par la cessation des symptômes graves sans rétablissement du pouls, et sans retour de la chaleur naturelle; quelquefois la terminaison de la maladie se fait par des spasmes convulsifs.

Une heure ou deux après l'invasion du choléra, et quelquefois plus tôt, le pouls ne peut souvent plus être perçu au poignet ou aux artères temporales; lorsqu'il est encore percevable, on trouve qu'il bat de quatre-vingts à cent fois par minute; il est même assez souvent plus fréquent. Il ne faut dans beaucoup de cas que quatre heures pour qu'une semblable attaque anéantisse la puissance vitale; il est rare que la vie se prolonge plus de huit heures.

Nous venons de décrire les symptômes de la maladie au plus haut degré d'intensité dans l'ordre ordinaire de leur manifestation. Lorsque la maladie marche si rapidement à une terminaison fatale, les médecins voient rarement les malades avant que la plupart des symptômes se soient manifestés.

Dans la forme du choléra la plus ordinaire, les accidents ne se succèdent pas aussi rapidement: l'invasion se fait par une douleur d'estomac avec un léger vomissement et deux ou trois selles liquides qui ne fixent pas beaucoup l'attention, mais bientôt une sensation de chaleur brûlante aux hypochondres excite les soupçons et fait présumer la réalité de l'invasion du choléra, dont la présence cesse d'être douteuse par la manifestation d'évacuations alvines et de vomissements de liquides de nature spéciale devenus plus fréquents, à moins que déjà l'existence du mal n'ait été démontrée par la prostration des forces et par cette altération de la face qui n'est constante que lorsque la mort doit arriver en peu d'heures. Les accidents que nous avons déjà décrits se manifestent ensuite, mais cependant avec plus de lenteur; les spasmes des extrémités augmentent à mesure que les évacuations se succèdent; ils sont particulièrement en rapport d'intensité avec le sentiment de constriction thoracique. La maladie, lorsqu'elle se développe ainsi progressivement, et d'abord d'une manière insidieuse et plus lente dans la succession des accidents qui la constituent, est plus accessible à l'action des moyens de l'art lorsqu'ils sont administrés de bonne heure; mais si on la néglige, la terminaison est fatale, comme dans les cas où l'invasion a été subite. La maladie sous cette forme dure de vingt à trente-six heures.

Entre ces deux formes de la maladie que nous venons de décrire, il n'y a de différence que celle qui résulte de la lenteur de la succession des accidents dans la dernière; il n'y en a aucune en résultat pour le malade, puisqu'il succombe dans l'un et l'autre cas : la dernière forme présente néanmoins cet avantage, qu'elle permet, pendant sa durée, aux efforts de la nature contre le mal de devenir efficaces, et qu'elle laisse le moyen de recourir à toutes les ressources de la médecine. Il est cependant encore une autre différence qui mérite une plus grande attention. Nous avons déjà dit que dans la forme où les accidents se succèdent si rapidement, les facultés intellectuelles ne sont que bien peu altérées; il faut même ajouter que cette altération ne se manifeste pas par le délire, et qu'elle consiste plutôt dans une confusion ou une hésitation dans les facultés intellectuelles, comme dans un léger empoisonnement. Dans les choléra qui ont une plus longue durée, si les malades, soit par la vigueur naturelle de leur constitution, soit par l'efficacité des soins des médecins, résistent au mal pendant vingt-quatre heures, souvent la conjonctive s'injecte, et il n'est pas rare de voir le délire, et même le coma, se manifester.

On a remarqué qu'en général ceux qui passent la soixante-douzième heure se rétablissent; mais il y a encore des exceptions à cette observation. Les rapports des médecins des présidences de Bombay et de Madras établissent que la guérison des accidents d'invasion termine communément la maladie, ou, comme le disent les médecins de Madras, les accidents ultérieurs dépendent de maladies antécédentes et propres aux individus. Le rapport du Bengale présente une série de symptômes subséquents qui ressemblent à ceux de la fièvre lente nerveuse, et qui, lorsqu'ils deviennent mortels, se terminent ordinairement vers le onzième jour de l'invasion du choléra. Nous compléterons notre description par un extrait de celle que présente sur cette maladie le rapport des médecins du Bengale, en faisant observer que cette description correspond exactement à celle qu'a donnée le docteur Keir, pour la deuxième période de l'épidémie qui a régné à Moscou depuis le commencement d'octobre jusqu'aux premiers jours de mars. Nous avons à parler auparavant de la marche que prend la maladie dans la disparition des accidents lorsqu'elle marche à une terminaison favorable.

Les premiers symptômes d'amélioration sont la terminaison des spasmes et de la difficulté de respirer, le retour de la chaleur à la surface du corps, et le rétablissement du pouls. Ces symptômes d'amélioration sont néanmoins équivoques; ils ne sont souvent que temporaires; le prognostic qu'on en tire est très incertain, à moins qu'ils ne suivent une marche d'amendement progressive. Le sommeil avec une diaphorèse chaude sont des signes de rétablissement plus certains et de plus de valeur. Le retour de la sécrétion et de l'évacuation de l'urine est un des signes les plus favorables : vient ensuite le passage de la bile dans les intestins. Si ce passage est largement établi, et s'il s'accompagne de l'élévation du pouls et de l'augmentation de température de la peau, on peut considérer le malade comme débarrassé du choléra-morbus. Mais on verra par l'extrait que nous allons donner du rapport du Bengale, que souvent après ce rétablissement il reste une période de la maladie à combattre.

La maladie déclarée, lorsqu'elle ne devient pas fatale, a trois modes de terminaison. Le premier se fait par convalescence immédiate, accompagnée seulement d'une grande faiblesse. Le deuxième arrive par d'abondantes évacuations de bile altérée qui se prolongent pendant plusieurs jours ; quelquefois même dans ces évacuations la bile est mêlée à du sang, et elles s'accompagnent de vives douleurs dans les intestins, et surtout au rectum. Le troisième mode de terminaison consiste en la conversion des accidents cholériques en symptômes fébriles qui se trouvent décrits dans l'extrait suivant du rapport du Bengale.

« La fièvre qui s'est presque constamment manifestée
« dans cette deuxième période de la maladie participait
« beaucoup de la nature des affections bilieuses ordi-
« naires dans ces latitudes: la peau était chaude et sèche ;
« la langue était couverte d'un épais enduit saburrhal,
« la bouche sèche, la soif vive, l'estomac douloureux;
« le malade était agité, et privé de sommeil, le pouls fré-
« quent et irrégulier ; il y avait quelquefois du délire et
« de la stupeur, et d'autres symptômes graves d'affec-
« tion cérébrale. Lorsque ces accidents se terminent

« par la mort, la langue devient en général, de blanche
« qu'elle était, brunâtre, quelquefois noire, sèche, et
« plus fuligineuse encore ; les dents et les lèvres sont
« couvertes de fuliginosités ; il y a des alternatives de
« frissons et de chaleur ; le pouls devient extrêmement
« faible, précipité et tremblottant ; le hoquet, la res-
« piration anxieuse, une grande agitation et des plaintes
« profondes se succèdent ; le délire survient, et le ma-
« lade reste privé de ses facultés par l'action débilitante
« de la fièvre lente nerveuse et des évacuations alvines
« fréquentes et brunâtres. » L'habile auteur du rapport
du Bengale doute si ces symptômes peuvent être considérés comme formant une partie essentielle et nécessaire de la maladie elle-même, ou s'ils ne doivent pas
plutôt être rapportés aux affections bilieuses endémiques
dans ce climat. En rapprochant cette description de
celle de la seconde période de la maladie observée à
Moscou pendant la saison la plus froide de l'année, on
acquiert la certitude que l'influence du climat n'est
pour rien dans la production de ces accidents.

Résultats des ouvertures de cadavre.

Les lésions constatées sur les cadavres de ceux qui
ont succombé au choléra sont très différentes, à ce qu'il
paraît, en raison de la durée de la maladie. Sur ceux
qui ont succombé en huit ou dix heures on trouve en
général l'estomac relâché, dilaté et rempli de la matière
des vomissements ; il contient quelquefois des aliments
qui y ont été ingérés, et qui n'ont point été rejetés quoique les vomissements aient été excessifs. Les tuniques
de l'estomac sont dans ces cas pâles et privées de
sang, les petits et les gros intestins sont dans le même
état que l'estomac ; l'arc du colon et quelquefois la
courbure sigmoïde de cet intestin, lorsque le ventre a

été contracté spasmodiquement avant la mort, présente
une telle contraction qu'il offre un diamètre inférieur
à celui du duodénum ; c'est cependant le plus communément l'arc du colon qui est ainsi contracté. Ce n'est
que dans quelques cas que la contraction s'étend à l'S
de cet intestin. Il n'existe pas de traces de matières
fécales ou de bile dans le tube digestif. La vessie est généralement vide : le foie et les vaisseaux qui se rendent
à la veine-cave inférieure sont gorgés de sang ; cette
turgescence vasculaire s'étend à la veine-cave supérieure,
aux cavités droites du cœur et quelquefois même au
ventricule gauche. Le sang se trouve également accumulé dans les poumons ; il y a une congestion dans tous
les gros vaisseaux veineux ; le sang accumulé dans les
vaisseaux est extraordinairement noir, il ressemble à
du goudron par sa couleur et sa consistance. Il est
important de faire observer que cette congestion locale
sanguine se trouve dans tous les cadavres, que la maladie se soit très rapidement terminée ou se soit prolongée. Elle est particulièrement évidente, comme on
devait s'y attendre, chez ceux dont la respiration a été
le plus gênée par l'oppression. La vésicule du fiel est
remplie de bile, les voies biliaires sont généralement
libres, mais elles ne présentent aucune trace du passage
récent de la bile dans les canaux.

Lorsque la maladie s'est prolongée, on trouve ces
mêmes désordres principaux sur les cadavres, mais souvent avec bien d'autres. Les vaisseaux de l'estomac sont
alors gorgés de sang ; la surface de cet organe est quelquefois d'une couleur violette pâle, d'autres fois d'un
bleu foncé ; elle est enfin dans quelques cas tellement
noire qu'elle paraît comme sphacélée : on reconnaît cependant qu'il n'en est point ainsi à la fermeté de texture
de cette tunique et à la congestion vasculaire qu'on re-

connaît en elle, en interposant l'estomac entre l'œil et la lumière. On a aussi trouvé les artères de l'estomac présentant l'apparence qu'elles offriraient si elles étaient injectées avec du vermillon : toutes ces altérations se retrouvent dans les petits intestins, mais elles existent très rarement dans les gros.

Lorsque le coma s'est manifesté on trouve de la sérosité épanchée, tantôt entre les membranes du cerveau, tantôt dans les ventricules; il n'existe quelquefois qu'une congestion sanguine dans les vaisseaux cérébraux.

Les cadavres de ceux qui ont succombé après des accidents subséquents au choléra ne présentent point de désordres différents de ceux qu'on observe ordinairement dans les autres affections fébriles caractérisées par les mêmes accidents.

Traitement de la maladie dans l'Inde.

Les modes de traitement adoptés dans l'Inde sont très variés. Le grand nombre d'individus qui tombaient malades chaque jour, et le petit nombre de succès obtenus dans les premiers temps où le cholera se manifesta semblaient avoir découragé les médecins au point qu'ils passaient, dans l'état désespéré où ils trouvaient leurs malades, d'un moyen de traitement à un autre opposé. C'est ainsi que, suivant l'opinion qu'il se formait sur les symptômes que lui présentait la maladie, chaque praticien avait recours quelquefois avec et d'autres fois sans succès, tantôt aux stimulants les plus actifs, et tantôt aux saignées, même dans le mode de maladie qui ne se prolonge que de quelques heures. Il n'est cependant pas difficile de tracer une méthode de traitement rationnel d'après la pratique des praticiens de l'Inde, consignée dans le grand nombre de renseignements qu'ils ont recueillis avec tant de zèle et d'habileté.

La première indication à remplir consiste à rétablir les forces par l'application de la chaleur, par les stimulants externes ou internes, et d'apaiser les vomissements, les évacuations alvines et les spasmes par l'administration de l'opium ou d'autres sédatifs; il faut ensuite rétablir les sécrétions et l'excrétion bilieuse, et enfin s'occuper de l'oppression de la respiration. La difficulté de satisfaire à ces indications sera aisément comprise en se rappelant que dans les cas les plus graves on ne peut qu'à peine arriver auprès des malades avant le développement de tous les accidents, lorsque déjà le pouls au poignet est filiforme ou ne peut même plus être senti.

Les moyens de satisfaire à ces indications que presque tous les praticiens ont adoptés sont d'administrer d'abord l'opium, et aussitôt que les vomissements sont calmés de donner des purgatifs communément formés de calomélas; d'autres préfèrent le calomélas combiné avec l'opium, et administrent ensuite les purgatifs préparés avec les substances le plus ordinairement employées. On a émis l'opinion que le calomélas est le meilleur remède du vomissement, et qu'il suffit pour soulager les angoisses que produit la chaleur brûlante que l'on ressent aux hypochondres; mais on a aussi opposé à cette opinion tant de faits contraires qu'il en résulte que ce résultat est bien douteux. Les doses d'opium auxquelles on a généralement recours sont de soixante à quatre-vingts gouttes de laudanum ou une quantité équivalente d'opium pur, que l'on a reconnu être de tous les médicaments celui que l'estomac conserve le mieux. On administre en même temps dix, quinze ou vingt grains, quelquefois même une plus forte dose encore de calomélas. Le plus ordinairement on administre soixante gouttes de laudanum et vingt grains de calomélas, qu'on répète par doses, soit plus fortes, soit plus faibles, toutes les deux, trois ou quatre heures. Des praticiens qui ont une très grande confiance dans le calomélas, mais qui préconisent en même temps les avantages réels ou probables des sédatifs, combinent cinq, dix ou vingt grains de calomélas avec une quantité plus ou moins considérable d'opium. Les purgatifs auxquels on a en général recours sont le jalap, la scammonée, la rhubarbe, l'extrait composé de coloquinte, les pilules purgatives préparées avec l'huile de croton, le séné, les sels, la magnésie et particulièrement l'huile de ricin.

On a recours aux stimulants internes et externes pour rétablir la chaleur à la surface du corps, pour rappeler le sang à la peau; tels sont l'alcohol et les autres liqueurs spiritueuses, l'éther, l'ammoniaque, l'huile de menthe. Des praticiens ont administré l'assa-fœtida, soit seule soit combinée avec l'opium; on a aussi eu quelquefois recours soit à l'opium seul, soit à la térébenthine administrée sous forme de lavement. On parle dans un des documents transmis au conseil, de l'huile de cajeput, administrée avec avantage à des naturels du pays, au début de la maladie, à la dose de trente à cinquante gouttes, par un domestique d'un des résidents de la compagnie dans l'Inde. Parmi les stimulants externes qui ont été employés, les emplâtres vésicants de cantharides ont été appliqués à l'épigastre, ou dans des cas très graves, on s'est servi de l'eau bouillante pour déterminer une vésication immédiate. On a aussi pour préparer la peau à l'application des vésicatoires, et afin que ces emplâtres fissent leur effet avec une grande rapidité, eu recours à l'application de l'acide nitrique neutralisé avec la chaux. Des sinapismes ont été appliqués à l'épigastre, aux pieds, aux mollets et aux bras.

On a eu recours aux bains chauds, à la température de cent douze degrés de Fahrenheit, aux bains de vapeur, aux fomentations, aux simples frictions avec des flanelles chaudes, des vases remplis d'eau chaude, du sable chaud; des frictions avec différents liniments, avec l'huile de térébenthine, avec l'huile de cajeput et tels autres topiques stimulants qui se sont trouvés à la disposition de chaque praticien suivant l'imminence des cas. D'autres médecins se sont bornés à un traitement plus doux; ils ont administré de la magnésie dans du lait à la dose d'un demi-gros ou même d'un gros chaque demi-heure ou chaque heure dans l'intention de modérer les vomissements en agissant sur l'estomac par les moyens les plus doux. Ce mode de traitement a eu d'abord de grands succès pendant quelque temps, aussi l'a-t-on souvent répété; mais il a ensuite échoué au point qu'on a été amené à douter qu'il ait jamais été efficace. Un des moyens de traitement les plus doux auquel on a eu souvent recours consiste à vider l'estomac avec l'infusion de camomille et d'autres légers évacuants de cet organe, et à donner ensuite de l'opium, et enfin à purger, soit avec le calomélas, soit par un autre médicament. Quelques médecins ont administré les émétiques; mais ce moyen de traitement n'a point été employé d'une manière générale; les rapports des médecins de l'Inde signalent cependant l'utilité qu'on en a quelquefois retirée; il en a aussi été question dans l'enquête faite par le conseil.

Presque tous les modes de traitement ont réussi ou échoué. Nous devons même encore faire remarquer que dans le plus grand nombre des cas si la mort n'est pas survenue dans les vingt-quatre heures; si la chaleur revient à la peau, et si la circulation se rétablit à un certain degré dans cet espace de temps; si enfin l'amélioration obtenue soit par les seules forces de la nature, soit par l'assistance des médecins, est suffisante pour que la vie des malades se prolonge jusqu'à la soixante-douzième heure, presque toujours le malade guérit.

Le moyen de traitement qui est présenté comme ayant été le plus généralement suivi de succès, lorsqu'on a pu y avoir recours, est la saignée, même dans des cas où le pouls au poignet était à peine perceptible. Ce moyen de traitement semble s'accommoder naturellement au principe du mal ; il fait cesser la congestion dans le système veineux qu'on trouve constamment engorgé à l'ouverture des corps ; cette congestion, bien qu'elle ne soit que l'effet de la première impression du mal sur l'économie, paraît être la cause immédiate de la mort. Dans les cas les moins graves, ou même dans les cas d'une grande intensité contre lesquels les médecins sont appelés à diriger les moyens de l'art, avant que le pouls soit perdu au poignet ou soit devenu filiforme, on a recours à la saignée avec les avantages les mieux établis. On a quelquefois vu l'oppression thoracique, la chaleur brûlante aux précœurs, les spasmes, les vomissements et les évacuations alvines céder à une seule saignée ; d'autres fois il a fallu réitérer ce moyen de traitement. Lorsque l'on a pu dans ces cas pratiquer une large déplétion sanguine, ces bons résultats se sont montrés très constamment ; on a même observé dans des cas où le pouls n'était déjà plus distinct, la saignée suivie d'heureux résultats et portée avec avantage jusqu'à dix-huit, vingt-quatre ou trente onces de sang ; le pouls reprenait de la force et devenait de plus en plus percevable à mesure que le sang coulait. Si le pouls à cet état de faiblesse est encore assez distinct pour donner au doigt le sentiment d'un pouls déprimé, la saignée est presque toujours suivie de succès. Le sang extrait est toujours

noir, qu'il provienne d'une veine ou d'une artère; il sort
avec une grande difficulté ; ordinairement il s'échappe
par gouttes des vaisseaux, ce n'est que graduellement que
le jet s'établit. Avant qu'on puisse extraire ainsi largement du sang, l'état du malade exige quelquefois qu'on
ait recours au bain chaud, aux frictions, aux stimulants
internes et externes pour amener une réaction suffisante. Si l'on ne peut obtenir qu'une petite quantité de
sang, le cœur semble supporter la déplétion sans re-
prendre d'énergie, la masse du sang en circulation est
diminuée, et la plus grande partie de ce fluide ne tra-
verse plus le cœur et est agglomérée dans les veines
caves supérieure et inférieure.

L'effet de la saignée est mécanique, cette déplétion
n'agit qu'en faisant disparaître l'obstacle à la circulation
causé par l'engorgement du sang dans les grosses veines.
Si la déplétion n'est pas portée assez loin pour faire
cesser cet obstacle, et pour amener les grosses veines à
verser librement le sang qu'elles contiennent dans le
cœur, il en résulte une faiblesse semblable à celle que
la saignée produit chez des sujets épuisés par une maladie. Le sang noir n'est pas enflammé. La quantité
qu'il faut extraire pour amener du soulagement varie
suivant les individus. Le signe le plus sûr du moment
où il faut cesser de tirer du sang est la cessation des
spasmes et de l'oppression thoracique, le retour de la
force du pouls et la cessation de la chaleur brûlante
aux précœurs, mais le guide peut-être encore le plus
sûr dans cette pratique est le changement de couleur
du sang, qui de noir prend une couleur plus vermeille.

Quoique la saignée ait été quelquefois suivie d'un
sommeil immédiat, du rétablissement du pouls et de
la chaleur naturelle et d'une rapide solution de la maladie, il ne paraît cependant pas qu'on se soit en gé-

néral borné à ce moyen de traitement, mais on a eu recours soit après son emploi, soit simultanément, aux autres moyens de traitement que nous avons indiqués.

*****

Le conseil de santé s'est proposé en dressant ce rapport de répandre plus généralement la connaissance des symptômes de la maladie, tels qu'ils se présentent dans l'Inde, et des méthodes de traitement qui y sont adoptées. Il pense qu'en rapprochant ce document des descriptions de la même maladie, telle qu'elle a régné à Moscou, et telle qu'elle règne actuellement à Saint-Pétersbourg, on acquerra une connaissance générale suffisante du choléra-morbus.

L'histoire de la maladie, les résultats des ouvertures des cadavres et la connaissance des méthodes de traitement usitées dans l'Inde et en Russie, mettront les praticiens de notre pays en mesure pour la première manifestation du mal. Le conseil se repose sur l'instruction si générale des médecins pour les laisser tenter les ressources que leurs moyens leur suggéreront sans les influencer, jusqu'à ce qu'une méthode de traitement plus généralement heureuse ait été trouvée. Le conseil accueillera en même temps avec une grande attention toutes les communications qui lui seront faites par ceux qui verront la maladie ; il les invite à lui transmettre le résultat de leurs observations ; les membres du conseil s'estimeront aussi heureux de lier sur ce sujet des rapports avec leurs confrères.

Au nom du conseil. HENRY HALFORD, *président*.

Après avoir tracé le résumé de l'histoire de la maladie observée dans l'Inde, le conseil l'a rapproché des observations recueillies en Europe à Moscou et à Saint-

Pétersbourg, afin de faire ressortir les rapports de la maladie épidémique de l'Europe avec le choléra épidémique de l'Inde. Voici la traduction textuelle de ces pièces :

Extrait du RAPPORT SUR LA MALADIE ÉPIDÉMIQUE APPE-LÉE CHOLÉRA-MORBUS, QUI A RÉGNÉ DANS LA VILLE DE MOSCOU ET DANS D'AUTRES PARTIES DE LA RUSSIE, PEN-DANT L'AUTOMNE DE 1830 ET L'HIVER DE 1831 ; *par le docteur* KEIR.

Il n'est aucun médecin familiarisé avec les bons ouvrages qui ont été publiés sur l'épidémie de l'Inde, improprement désignée sous le nom de *choléra-morbus*, et qui ait eu occasion de traiter l'épidémie de Russie, qui conserve le moindre doute sur l'identité de ces deux maladies : le mal a certainement été transporté d'une manière ou de l'autre de l'Indostan aux bords du Volga.

Les symptômes de la maladie épidémique observée à Moscou ont été les suivants :

L'invasion et les symptômes primitifs n'ont pas été constamment les mêmes, bien qu'ils n'aient présenté que de faibles différences. Le plus communément l'invasion se fait par un malaise général qui est bientôt suivi d'une sensation extraordinaire de pesanteur ou d'oppression au creux de l'estomac, avec une gêne ou une douleur à la partie antérieure de la tête, à laquelle succèdent ordinairement des vertiges, et quelquefois des bourdonnements dans les oreilles. Ces phénomènes d'invasion sont tantôt accompagnés, tantôt immédiatement suivis d'une sensation générale de défaillance, d'évacuations alvines, de nausées ou de vomissement. Si quelques heures s'écoulent avant l'arrivée du médecin, comme cela n'arrive que trop souvent pour les malades de la classe peu fortunée, ou le médecin trouve le malade sans pouls au poignet, ou les battements de l'ar-

tère sont déjà si faibles, qu'ils indiquent que le cœur
a souffert une vive impression sédative dans son action
vitale. La température de la surface du corps est propor-
tionnellement abaissée, si même elle n'a pas subi une
dépression plus grande encore comparativement à l'absence de la circulation. Les mouvements de la respiration sont moins dérangés qu'on aurait pu s'y attendre,
mais ils sont évidemment imparfaits. Il survient en général des contractions spasmodiques des muscles de différentes parties du corps et particulièrement de ceux des
orteils, des pieds, des jambes et des avant-bras, quelquefois des muscles des cuisses, rarement de ceux du tronc.
Les malades se plaignent le plus souvent beaucoup de la
douleur que produisent ces spasmes, ainsi que de la soif.
Les évacuations alvines et les vomissements deviennent
plus fréquents, les yeux perdent leur brillant naturel,
ils sont cernés d'une teinte brune, les traits s'affaissent,
le volume général du corps est beaucoup diminué ; les
extrémités sont fréquemment livides ; le sang est stagnant
dans les vaisseaux ; les mains et les pieds sont ridés,
la peau qui revêt la partie palmaire des mains et plan-
taire des pieds présente un aspect semblable à celui que
lui communiquerait une macération prolongée dans
l'eau. Un froid général existe sur toute la surface du corps,
particulièrement sur les extrémités, et une sueur locale
visqueuse se remarque aux avant-bras, à la poitrine et à
la face. L'anxiété, l'oppression thoracique et l'agitation
surviennent ; la langue est pâle ou d'une couleur légèrement livide : elle est communément couverte d'une
couche mince de mucus visqueux ; elle donne au doigt
qui l'explore une sensation de froid, et quelquefois
même cette sensation que l'on perçoit en portant le
doigt sur le dos d'une grenouille. La boule d'un thermomètre de Réaumur a été maintenue dans un cas pendant deux minutes sous la langue, le mercure s'est

élevé à 25 degrés, et sur un autre malade à 20 degrés seulement. Je ne doute pas que dans quelques cas le mercure n'aurait pas atteint cette hauteur. Un hoquet très
fatigant vient souvent se joindre aux autres accidents,
la respiration devient de plus en plus gênée, et le malade périt au bout de quelques heures sans qu'il se manifeste aucun signe de réaction. D'autres fois la maladie
persiste dans cet état pendant long-temps sans que le
pouls se rétablisse. Les malades conservent leurs facultés intellectuelles jusqu'à quelques instants avant la
mort.

La seconde forme sous laquelle se manifeste la maladie est celle d'une diarrhée ordinaire qui persiste
pendant quelques jours et semble produite par un
écart de régime ou par d'autre cause moins évidente
encore. Si l'on ne fait rien pour arrêter le mal, il se
montre en général bientôt avec les symptômes propres
à la maladie épidémique. Plusieurs des personnes employées à l'hôpital temporaire établi pour le traitement
de la maladie épidémique, n'ont point eu cette maladie
d'une manière décidée, mais ont été affectées de nausées, de vomissements et de diarrhée bilieuse.

Dans sa troisième forme d'invasion, la maladie se
manifeste d'une manière encore plus violente que dans
la première : le malade est renversé, comme il le serait
par un violent coup ou par la foudre, tant est grande
l'oppression de la force vitale. L'action des organes et
particulièrement du cœur est évidemment alors para-
lysée dès l'invasion de l'attaque, tout secours humain
est inutile ; la mort arrive fréquemment avant qu'on
ait pu recourir à aucun remède.

Lorsque la maladie débute par les vomissements et
les évacuations alvines, les matières contenues dans l'estomac et les intestins sont d'abord rejetées, et quelquefois ensuite les sécrétions muqueuses sont légèrement

colorées avec de la bile verte; mais ces évacuations sont aussitôt suivies de l'expulsion par haut et par bas d'un liquide aqueux qui ressemble quelquefois à du petit-lait et d'autres fois à une légère décoction de riz ou d'orge dans laquelle flotte, dans quelques cas, une matière floconneuse blanche. Ces matières expulsées sont fréquemment inodores, quelquefois cependant elles répandent une odeur très forte et tout-à-fait particulière.

Pour donner une description qui fasse mieux comprendre la suite des accidents propres à cette maladie, je diviserai, à l'exemple des docteurs Armstrong et Ayre, la maladie en trois périodes que j'appellerai, comme eux, la première, période d'oppression; la deuxième, période de réaction, et la troisième, période de collapsus.

La description qui a été donnée des symptômes et des modes d'invasion de la maladie comprend la première période, dans laquelle ni la nature, ni l'art ne sont assez puissants pour surmonter l'action sédative exercée sur les forces vitales par la cause efficiente; si cependant l'action de cette cause a été moins énergique ou si la puissance vitale secondée par l'art a pu résister avec succès à l'influence pathogénique, la violence des accidents diminue graduellement, les évacuations alvines, et les vomissements deviennent moins fréquents, le pouls est plus distinct, la chaleur externe se rétablit graduellement, les spasmes des extrémités deviennent moins pénibles ou cessent entièrement, le malade goûte un peu de sommeil, et peut même supporter une petite quantité d'aliment léger. C'est ce changement favorable dans l'état du malade qui marque la seconde période, la période de réaction. Un mouvement fébrile plus ou moins fort s'établit alors, ce mouvement fébrile est d'un heureux présage s'il est modéré, car généralement alors le malade se rétablit; les sécrétions supprimées dans la première période commencent à reparaître dans la seconde; une douce transpiration se manifeste, il y a de fréquentes évacuations d'urine plus ou moins teinte de bile; les selles consistent surtout en une bile très viciée. Il survient quelquefois pendant plusieurs jours des selles de sang noir ou de fluide sanguinolent en quantité considérable; dans quelques cas il y a des excrétions d'un mucus sanguinolent comme dans la dysenterie. On observe aussi des excrétions alvines d'un mucus épais jaune ou légèrement brun ou d'une matière écumeuse. Si les organes digestifs sont bien ménagés, si le malade évite toute erreur de régime, il se rétablit ordinairement. Dans les cas les plus fréquents, une seconde série de phénomènes morbides commence; quelquefois ces accidents sont tout aussi intenses et souvent non moins funestes que ceux qui les ont précédés quoiqu'ils marchent avec plus de lenteur. Cette terminaison si souvent fatale est probablement l'effet des modifications morbides qui sont le résultat de la première période de la maladie. La maladie est alors si complétement changée dans les symptômes que, pour qui n'aurait pas vu le malade pendant la première période ou qui ne serait pas informé des accidents antérieurs, il ne serait plus possible de reconnaître la maladie épidémique.

Mes observations m'ont fait reconnaître que la maladie, à sa deuxième période, se présente sous quatre formes : la première est une inflammation ou plutôt une sub-inflammation de l'estomac ou des intestins, le plus ordinairement des intestins, quelquefois des deux organes. La deuxième, une irritation inflammatoire des poumons avec douleur dans le thorax, toux, expectoration visqueuse et fièvre paraissant comme une métastase critique de la maladie. La troisième, une fièvre bilieuse ou bilioso-nerveuse avec suppuration des glandes parotides. J'ai vu une fois survenir en même temps un bubon axillaire qui s'est abcédé vers la fin de la fièvre; une inflammation des poumons se manifeste ensuite et se termine par une vomique. La quatrième forme est une congestion sub-inflammatoire du cerveau et de la moelle épinière. Cette dernière, comme il est naturel de le penser, d'après la nature même et le siége de l'affection, est la forme la plus dangereuse et la plus fréquemment funeste de la maladie; elle se manifeste en général après que les évacuations alvines, les vomissements et les crampes ont diminué, et lorsque la chaleur externe est jusqu'à un certain point rétablie. Le malade se plaint d'abord d'une douleur dans le dos entre les omoplates, ou sur quelque autre point de l'épine, quelquefois sur tout le trajet du rachis; le malade paraît assoupi à un tel point que j'étais d'abord disposé à attribuer cet état au moins en partie à l'opium administré pendant la première période, mais je ne tardai pas à me convaincre que la cause de cet accident et d'un autre également caractéristique de cette forme de la maladie, l'injection rouge des vaisseaux de la sclérotique, indiquait un état de congestion sub-inflammatoire du cerveau et de la moelle épinière. Cette injection commence à se manifester à la partie inférieure du globe des yeux; elle fait graduellement des progrès et s'étend enfin jusqu'à la partie supérieure; les yeux se renversent en haut et présentent leur partie inférieure gorgée de sang. Cet état se change en général en un coma complet, et devient fatal en quelques heures.

C'est un objet d'observation curieuse que de voir tout le temps pendant lequel des malades vivent sans pouls aux poignets, et avec d'autres accidents qui indiquent les approches de la mort. Je me rappelle particulière-

ment une femme dont les bras, la poitrine et la face
étaient couverts d'une sueur froide visqueuse, les vaisseaux des yeux étaient injectés, le pouls au poignet
avait cessé depuis plusieurs heures; elle répondait cependant encore nettement et justement aux questions
que je lui adressais, quoique avec une voix très basse,
qui est le symptôme fréquent de la première et de la
dernière période de la maladie. La mort arriva environ
six heures après.

Les attaques les plus violentes et les plus rapides de
la maladie se terminent quelquefois par des convulsions,
et il arrive aussi dans quelques cas où l'irritation biliaire et intestinale est devenue dominante, qu'il survient sur différentes parties du corps où elle continue
pendant quelques jours, une éruption cutanée de pa-
pules qui ressemblent à celles de la rougeole, si ce n'est
qu'elles sont plus larges. Les malades auxquels j'ai donné
des soins et qui ont présenté ces accidents se sont tous
rétablis.

La durée de la maladie varie de quelques heures à
plusieurs jours.

Lorsque les efforts de la nature et ceux de l'art ne
réussissent pas, la troisième période succède à la
deuxième, et se distingue par le collapsus complet des
forces vitales; ce collapsus se manifeste même souvent
sans deuxième période intermédiaire.

La convalescence des malades, excepté dans les cas
où la maladie est supprimée de bonne heure par la saignée, est lente. D'abondantes évacuations de matières
bilieuses sont expulsées tous les jours par l'usage du
calomélas à doses altérantes.

Je n'ai jamais vu de malade atteint pour la deuxième
fois de la maladie. J'en ai cependant entendu rapporter
des exemples par d'autres médecins : j'ai vu des re-

chutes par suite d'écarts dans le régime, j'ai même vu
un cas de cette espèce qui est devenu fatal.

Résultat des ouvertures de cadavres.

Les lésions que l'on rencontre sur les cadavres après
la maladie ne sont pas constamment les mêmes ; elles
paraissent varier d'après la durée de la maladie et les
circonstances dans lesquelles les malades ont succombé.
La manière la plus simple de faire connaître les lésions
trouvées sur les cadavres me paraît être de rapporter
les résultats des ouvertures des cadavres, imprimés à
Moscou et présentés au conseil médical de cette ville
par ceux de ses membres qui se sont le plus spécialement livrés à ce genre de recherches, j'y ajouterai les
impressions qu'ont faites sur mon esprit les dissections
de corps auxquelles j'ai été présent.

Les extrémités étaient en général dans un état de
congestion plus ou moins marqué ; la peau des mains
et des pieds était ridée, les traits de la face étaient affaissés et livides. A l'ouverture du crâne on trouvait les
vaisseaux sanguins du cerveau et les membranes de cet
organe plus ou moins engorgés de sang, particulièrement vers la base. L'arachnoïde avait quelquefois perdu
sa transparence en plusieurs points où elle adhérait à la
pie-mère ; on trouvait dans quelques cas du liquide
épanché en certaine quantité entre les cinconvolutions
du cerveau, et plus ou moins de sérosité dans les ventricules latéraux. Les vaisseaux sanguins de la colonne
vertébrale et de la moelle étaient plus ou moins distendus par du sang qui se trouvait chez quelques sujets
épanché entre l'arachnoïde et la dure-mère rachidiennes.
On rencontrait aussi dans certains cas avec ces dernières
lésions un ramollissement local de la substance de la
moelle épinière, ainsi que des traces d'inflammation dans

les principaux nerfs. Les poumons étaient en général gorgés d'un sang noir, les cavités du cœur en étaient aussi remplies et contenaient des concrétions polypeuses : dans toutes les ouvertures de cadavres dont j'ai été témoin, on a trouvé dans la crosse de l'aorte, et dans les autres artères, du sang très noir ressemblant tout-à-fait par sa couleur, lorsqu'il était étendu sur une surface blanche, à la teinte des cerises noires.

L'état des organes abdominaux variait beaucoup : l'estomac et différentes parties du tube digestif étaient très fréquemment partiellement, mais considérablement contractés; la surface interne de l'estomac semblait quelquefois légèrement affectée. Une matière fluide blanchâtre ou jaune qui ressemblait au produit des évacuations, se trouvait fréquemment dans différents points du canal digestif, qui quelquefois contenait aussi une assez grande quantité d'eau. Dans l'un et l'autre cas, l'estomac et les intestins présentaient des traces de congestion et d'un état sub-inflammatoire; ces traces étaient des taches brunâtres, variant d'une petite étendue à la grandeur de plusieurs pouces, et affectant toute la circonférence interne des intestins. La couleur de ces taches variait beaucoup aussi, de la couleur brune des congestions veineuses à la teinte rosée de l'inflammation. Dans un cas, la surface interne de l'estomac était si fortement et si généralement teinte en une couleur très noire qu'on l'aurait aisément prise pour une tunique frappée de gangrène. En interposant l'estomac entre l'œil et la lumière on reconnaissait évidemment qu'il n'était affecté ni de gangrène, ni de solution de continuité, mais que la couleur noire provenait d'une congestion générale et très considérable d'un sang très noir dans les vaisseaux de l'organe. Le sujet chez lequel l'estomac était dans cet état avait succombé avec des symptômes de nature typhoïde après avoir présenté les accidents ordinaires de l'épidémie. Excepté dans ce cas, qui offrait évidemment un exemple de congestion et non d'inflammation, je n'ai rien vu dans les traces de lésion morbide qui puisse porter à conclure que l'inflammation soit très généralement l'altération morbide constatée dans le canal alimentaire ou la cause ordinaire de la mort : néanmoins, par sa présence dans la seconde période de la maladie, l'inflammation peut ajouter à l'irritation générale, ou même comme conséquence de la congestion qui l'a précédée, elle peut être la cause occasionnelle de la terminaison funeste. L'estomac et les intestins sont fréquemment d'une couleur plus pâle que dans l'état naturel, tant à leur surface interne qu'à leur surface externe; mais dans aucune des dissections de cadavres dont j'ai été témoin, on n'a trouvé ni épaississement, ni condensation inflammatoire des tuniques intestinales, ni ulcération, ni abcès, ni destruction de substance.

Le foie est en général assez engorgé de sang noir; la vésicule du fiel est souvent très distendue par une bile visqueuse épaisse d'une couleur brune jaunâtre ou verte. Les canaux biliaires sont quelquefois contractés et d'autres fois libres. Le pancréas, la rate et les reins sont dans des états variables, mais le plus fréquemment ils ne diffèrent guère de leur état naturel; d'autres fois ils sont à un certain point gorgés de sang. La vessie urinaire est presque toujours affaissée sur elle-même et vide; l'utérus est en général dans l'état naturel.

La description succincte du choléra-morbus observé à Moscou par le docteur Keir suffit déjà pour montrer que cette maladie en se transportant de l'Asie en Europe n'a pas été notablement modifiée dans ses formes et dans sa nature ; nous trouverions, à rigoureusement parler, dans les deux descriptions que je vous ai rapportées, d'après les documents officiels du conseil de santé d'Angleterre, des matériaux suffisants pour déterminer exactement la nature et les caractères physiologiques de la terrible maladie épidémique qui nous menace ; il ne sera cependant pas déplacé, avant d'entrer dans les discussions nécessaires à établir sur les symptômes et les désordres que présente cette maladie, de donner encore ici, d'après la publication officielle du même conseil de santé, un extrait du rapport des docteurs Russel et Barry, envoyés par le gouvernement anglais à Saint-Pétersbourg, sur la maladie observée dans cette capitale. Ce serait un fait pathologique d'une si grande importance que l'identité des phénomènes, de la nature et des caractères d'une maladie épidémique dans le climat chaud de l'Inde et sur le sol glacé de la Russie, et encore pendant la violence de l'hiver, comme cela est arrivé à Moscou, qu'il est nécessaire de déterminer exactement si cette identité existe réellement.

Extrait du RAPPORT DES DOCTEURS RUSSEL ET BARRY SUR L'ÉPIDÉMIE DE CHOLÉRA DE SAINT-PÉTERSBOURG, ADRESSÉ AU CONSEIL DE SANTÉ D'ANGLETERRE.

Saint-Pétersbourg, $\frac{27}{15}$ juillet 1831.

MONSIEUR,

Quoique l'on ne puisse douter que la maladie qui règne ici ne soit rigoureusement identique, dans tous les points essentiels, avec l'épidémie de choléra de l'Inde, et bien qu'il ait déjà été publié des descriptions de cette maladie beaucoup mieux faites, et dressées avec beaucoup plus de soin qu'aucune de celles que nous pourrions tracer, nous pensons néanmoins qu'un récit succinct des symptômes que nous avons nous-mêmes observés et notés au lit des malades dans quelques centaines de cas, depuis notre arrivée ici, peut être de quelque utilité. D'abord, parce que nous ne savons pas qu'il ait encore été adressé au gouvernement britannique de description tracée par des témoins oculaires du choléra en Europe, et en second lieu, parce que la maladie telle qu'elle règne dans cette capitale, lorsqu'on la compare rigoureusement au choléra indien, semble avoir subi quelques modifications; troisièmement enfin, parce que ayant étudié la maladie à toutes ses périodes, notre description, quoique incomplète, pourra au moins servir à établir un point de comparaison avec les observations qu'on pourra recueillir sur cette épidémie en d'autres lieux en Europe. Elle peut d'ailleurs servir à éclairer le diagnostic pour ceux qui n'ont pas eu occasion de voir la maladie.

Le choléra-morbus du nord de l'Europe, auquel on a donné vulgairement en Russie, le nom de *Chornaia Colezn* ou *mal noir*, présente, comme presque toutes les autres maladies, des symptômes précurseurs, des symptômes qui caractérisent la maladie à sa première période, période de froid ou de collapsus, et enfin des symptômes qui caractérisent la seconde période, période de réaction de chaleur et de fièvre.

1°. *Symptômes précurseurs.* — Nous n'avons eu que peu d'occasions de constater la présence de tous les prodromes, dont quelques uns précèdent l'invasion de si peu de temps que la plus active diligence est à peine suffisante pour que le médecin arrive auprès du malade lorsqu'ils existent, avant que l'invasion de la maladie

soit tout-à-fait caractérisée. La diarrhée, de matière
d'abord féculente, avec de légères crampes dans les
jambes, des nausées, de la douleur ou de la chaleur au
creux de l'estomac et du malaise, est le prodrome qui
persiste le plus long-temps. C'est ainsi que les évacuations alvines ou une diarrhée ordinaire, se manifestent
fréquemment et continuent pendant un, deux jours, ou
même pendant un temps plus long, sans aucun autre
symptôme remarquable, jusqu'à ce que le malade de-
vienne subitement bleu et presque mourant. Ces symptômes précurseurs sont souvent arrêtés par un traitement judicieux : la maladie est alors complétement
détournée. Lorsque de violents vertiges, des douleurs d'estomac, l'agitation nerveuse, le pouls intermittent, lent ou faible, des crampes qui commencent aux extrémités des doigts et des orteils, et qui
s'étendent rapidement au tronc, constituent les premiers prodromes du mal, il y a à peine un intervalle
entre eux et l'invasion. Les vomissements ou les évacuations alvines, ou à la fois ces deux évacuations d'un
liquide ressemblant à l'eau de riz ou à du petit-lait,
ou à de l'eau d'orge, se manifestent ; les traits du visage
s'effilent et se contractent, les yeux s'enfoncent dans
leurs orbites, le regard est égaré et exprime la terreur ;
on dirait que les malades ont la conscience de la mort
qui les menace ; les lèvres, la face, le cou, les mains,
les pieds, et bientôt les jambes, les bras et toute la surface du corps prend une couleur plombée, bleue,
pourprée, noire ou brun foncé, suivant la constitution
des malades, qui varie en degré selon l'intensité de
l'attaque ; les doigts et les orteils sont diminués d'au
moins un tiers de leur volume ; la peau et les parties
molles qu'elle recouvre sont ridées, rétractées et plis-
sées ; les ongles prennent la teinte bleuâtre du blanc

de perle ; le trajet des grosses veines superficielles est marqué par des lignes déprimées d'un noir plus foncé ; le pouls est, ou petit et filiforme, ou l'on perçoit à peine ses vibrations, ou même on ne peut pas les percevoir du tout. La peau est froide comme sur un cadavre et souvent humide ; la langue est *toujours humide*, souvent blanche et saburrhale, mais molle et froide comme serait un morceau de chair morte. La voix est presque éteinte ; la respiration est lente, irrégulière et imparfaite. Les inspirations semblent ne se faire que par un très grand effort du thorax, tandis que les ailes du nez, dans les cas les plus désespérés, et vers leur terminaison, au lieu de se dilater, s'affaissent, et empêchent l'entrée de l'air. L'expiration est lente et convulsive. Les malades demandent de l'eau, leur voix n'a qu'un faible son plaintif (*voix cholérique*) ; elle est entre-coupée, au point que les malades ne peuvent prononcer que des mots isolés ; ils ne retiennent pas assez d'air dans leurs poumons pour articuler des phrases. Ils se tournent continuellement d'un côté sur l'autre, ils se plaignent d'un poids et d'une anxiété au cœur, et ils ne respirent qu'avec efforts. Ils portent continuellement la main à l'estomac et sur la poitrine pour indiquer le siége de leur agonie. Les téguments de l'abdomen présentent quelquefois des rides considérables et irrégulières, tandis que l'abdomen lui-même est violemment ramené vers le diaphragme en haut, et profondément vers la poitrine. Quelquefois il y a des spasmes tétaniques des jambes, des doigts et des lombes, mais nous n'avons jamais vu de tétanos général, ni même de trismus. Il y a parfois de légers cris de souffrance ; la sécrétion de l'urine est toujours complétement suspendue : nous n'avons pas observé que les malades répandent de larmes dans ces circonstances. Les vomissements et les

évacuations alvines, que l'on considère comme les symptômes les plus importants et les plus dangereux, et
qui dans un grand nombre de cas de cette épidémie
n'ont pas été très considérables, cessent généralement ou
sont arrêtés aisément à leur début par les moyens de
l'art. Les frictions font cesser pour un moment la couleur
livide de la partie qu'elles rubéfient; mais sur certaines
parties du corps, et particulièrement à la face, la lividité devient d'instant en instant plus intense et plus générale. Dans l'expiration, les lèvres et les joues sont
quelquefois gonflées, et le malade souffle l'air expiré avec une écume blanche comme dans l'apoplexie; si l'on tire du sang aux malades dans cet état,
ce fluide est noir et épais, coule par gouttes, et semble
au tact moins chaud que dans l'état naturel; la maladie
approche alors de la terminaison fatale; la respiration devient très lente; il se manifeste des tremblements dans
les tendons des poignets, les facultés intellectuelles conservent leur intégrité; le malade perd d'abord la faculté d'avaler, il devient bientôt insensible, et meurt
tranquillement après un ou deux longs sanglots convulsifs; il ne se manifeste aucun stertor.

Nous venons de décrire les cas les plus graves, ceux
dans lesquels la mort arrive de la sixième à la vingt-
quatrième heure après l'invasion des symptômes graves.
Nous avons observé plusieurs exemples de cette forme
de la maladie sur des sujets apportés à l'hôpital; chez le
plus grand nombre, les vomissements avaient cessé; chez
quelques uns ils continuaient encore, et ils donnaient
constamment issue à un fluide séreux. Plusieurs malades
disaient qu'ils avaient eu la diarrhée pendant un jour ou
deux; d'autres déclaraient qu'ils avaient été subitement
frappés en général de bonne heure dans la matinée.

On voit bien peu de malades se rétablir de l'état

grave que nous venons de décrire, surtout s'il a duré
pendant quatre heures avant qu'on ait eu recours au traitement. On peut cependant espérer le rétablissement
lorsque le pouls quoique filiforme est encore senti au
poignet. Ce qui est très remarquable, c'est que le hoquet, se manifestant au moment où la mort est déjà im-
minente avec un commencement de réaction, est un
signe favorable qui annonce en général le retour de la
circulation.

Dans les cas moins graves le pouls n'est pas complétement éteint, bien que très affaibli ; la respiration est
moins embarrassée ; l'oppression et les angoisses vers la
poitrine ne sont pas portées à un aussi haut degré, quoique les vomissements, les évacuations alvines et les
crampes puissent être plus intenses. Le froid et le changement de couleur de la surface du corps ; l'altération
spéciale de la voix, l'abaissement plus ou moins marqué
de la température de la langue, les caractères des liquides évacués ont été constamment observés dans tous
les cas et à tous les degrés d'intensité de la maladie que
nous avons été jusqu'à présent à même d'observer dans
cette épidémie. Nous n'avons jamais à aucune période
observé de frisson ; nos recherches nous ont à peine fait
connaître un exemple de la manifestation de ce symptôme fébrile.

Période de fièvre ou de chaleur. — Après que la période de froid s'est prolongée de vingt à vingt-quatre
heures, rarement jusqu'à vingt-huit heures, le pouls et
la chaleur à la peau commencent à se rétablir graduellement ; il se manifeste de la céphalalgie avec des bourdonnements dans les oreilles ; la langue devient plus saburrhale, plus rouge à son extrémité et à ses bords et
aussi plus sèche ; l'urine, très foncée en couleur, est ex-

crétée en petite quantité et avec douleur, les pupilles sont souvent dilatées ; la pression développe de la douleur à la région du foie, de l'estomac et sur le reste de l'abdomen. Les saignées générales et locales sont indiquées. L'application de la glace sur la tête produit un grand soulagement. En un mot le malade est affecté d'une fièvre continue qui ne se distingue plus des fièvres ordinaires. Une sueur critique profuse peut se manifester du deuxième au troisième jour et laisser le malade convalescent, mais le plus souvent la fréquence du pouls et la chaleur de la peau continuent, la langue devient brune et desséchée. Les yeux sont injectés et présentent le caractère de l'abattement, l'extérieur porte l'empreinte d'une profonde stupeur et d'un abattement stupide comme cela s'observe dans le typhus ; les dents et les lèvres sont encroûtées de fuliginosités. Quelquefois le malade est pâle, sa peau est d'apparence sale, et le pouls et la chaleur sont au-dessous de leur type naturel ; mais la stupeur typhoïde existe toujours, le délire se manifeste, et la mort arrive du quatrième au huitième jour, ou même plus tôt chez les mêmes sujets que l'on a si péniblement sauvés de la mort dans la première période ou période de froid. On concevra toute l'importance et le danger de la fièvre des cholériques par ce fait que nous communique le docteur Reimer, de l'hôpital des Marchands : sur vingt malades, traités sous ses yeux et qui succombèrent à la maladie, sept périrent dans la période de froid, et treize par la fièvre consécutive.

La maladie singulière qui nous occupe ne peut être reconnue avec certitude que dans la période de lividité ou de froid. Dès que la réaction est opérée, elle ne peut plus se distinguer d'une fièvre continue ordinaire, excepté cependant par la rapidité de sa marche et par sa terminaison ordinairement funeste. Les évacuations verdâtres ou noirâtres, ou fortement bilieuses, obtenues dans la période de chaleur par le calomélas ne sont pas des signes suffisants; il est remarquable que les personnes employées à donner des soins à ces malades affectés de fièvre typhoïde, lorsqu'elles sont prises de maladie ne sont jamais prises de fièvre ordinaire, mais sont atteintes du froid naturel à l'invasion du choléra, en un mot du choléra à sa première période. Il n'y a rien de plus certain que des malades pourraient descendre sur les côtes d'Angleterre, n'étant en apparence malades que d'une fièvre ordinaire, qui ne serait en réalité que le choléra à sa deuxième période.

Les différences entre l'épidémie qui règne ici et le choléra de l'Inde nous paraissent être les suivantes:

1°. Les évacuations par le haut et par le bas semblent beaucoup plus profuses et plus difficiles à arrêter dans le choléra de l'Inde que dans celui-ci, bien que les caractères de ces évacuations soient précisément les mêmes.

2°. Le rétablissement après la période de froid sans passer par une fièvre consécutive d'aucune espèce est bien plus fréquent dans l'Inde qu'ici, et cette fièvre consécutive ne prend point les caractères typhoïdes.

3°. La proportion des morts dans la période de froid comparée à celle des morts dans la période de chaleur est beaucoup plus grande dans l'Inde qu'ici, d'après l'expérience du docteur Russel.

4°. Le nombre des médecins et des employés d'hôpital attaqués du choléra, dans cette épidémie, comparativement au nombre total des employés d'hôpital et des autres classes de la société, a été hors de toute proportion avec ce qu'on a observé dans l'Inde en pareilles circonstances. Vingt-cinq médecins ont déjà été frappés, et neuf sont morts sur deux cent soixante-quatre. Quatre autres sont morts à Cronstadt, sur un petit nombre qui habitent cette forteresse depuis que la maladie règne ici. Six infirmiers sont tombés malades dans le petit hôpital temporaire établi derrière Aboucoff depuis notre dernière lettre. Il est cependant certain que très peu d'infirmiers sont tombés malades dans quelques hôpitaux destinés au choléra, et établis avec les conditions de salubrité les plus favorables : la ventilation et la grandeur des salles.

Il est probable que nous recevrons sur tous ces faits des états précis en réponse aux questions écrites que nous avons adressées aux autorités médicales du gouvernement.

La convalescence du choléra est rapide et parfaite, comme le démontre le fait suivant : le ministre de l'intérieur a donné des ordres pour réunir tous les convalescents civils et militaires dans l'hôpital général, où ils seront retenus quatorze jours ; nous avons visité ces jours derniers environ deux cents de ces détenus avec M. James Wylie, et nous les avons trouvés en bonne santé sans aucune trace de la maladie.

Les rechutes sont rares dans cette épidémie ; elles n'ont pas été souvent suivies de terminaison funeste : les infirmiers des hôpitaux y semblent plus exposés. Un médecin a eu trois fois la maladie, la seconde a été intense ; il a retiré un grand avantage du magistère de bismuth.

Dans notre prochaine lettre, nous vous adresserons un résumé de l'histoire de la maladie.

Nous sommes, etc.

Signé, WILLIAM RUSSEL, M. D.

D. BARRY, M. D.

C. C. Greville, Esq., etc., etc.

Les documents que vous venez de lire suffisent pour donner une idée générale bien précise des caractères du choléra-morbus épidémique, et peut-être aussi, comme j'espère vous en convaincre, pour faire bien connaître la nature de cette maladie, et déterminer par-là son traitement rationnel.

La description tracée par le conseil de santé d'Angleterre d'après l'enquête à laquelle il a procédé, et sur les rapports des médecins de l'Inde, est remarquable par la clarté avec laquelle tous les phénomènes sont mis en évidence suivant leur importance. Le docteur Keir a donné à la description de la maladie observée à Moscou la couleur pratique qui décèle un médecin exercé et un observateur d'une grande capacité. On trouve dans ces deux pièces un mérite qu'on est bien loin de rencontrer dans la description, à la vérité fort abrégée, des docteurs Russel et Barry; les symptômes de la maladie épidémique sont présentés par ces médecins d'une manière diffuse, sans ordre et surtout sans tenir compte de leur importance. On remarque aussi dans ce document une idée dominante qui semblerait puisée dans quelques mauvaises leçons de certains professeurs de Paris, sur ce qu'ils appellent fièvre typhoïde, maladie qui serait en quelque sorte le type de toutes les fièvres graves.... à l'exception de ces défauts, et en tenant grand compte de la facilité avec laquelle les auteurs paraissent se laisser aller à tirer des conséquences générales absolues des faits particuliers qu'ils n'avaient pu encore observer en assez grand nombre à l'époque où ils écrivaient, la lettre de MM. Russel et Barry n'en est pas moins un document utile pour faire connaître les formes et les caractères du choléra en Europe. Toutefois, avant de porter votre attention sur les caractères que le choléra a présentés dans la partie du

monde que nous habitons , vous me saurez , je l'espère,
gré de la retenir encore sur les observations importantes auxquelles elle a donné lieu dans l'Inde, puisque
c'est dans ces observations très multipliées et recueillies
par des hommes habitués à observer les maladies endémiques de ce pays , que nous puiserons les faits les plus
précis et auxquels nous pouvons ajouter le plus de confiance pour nous guider dans l'appréciation de la nature et de l'importance des phénomènes constitutifs ou
accidentels de cette maladie à toutes ses périodes.

Parmi les documents venus de l'Inde sur le choléra-
morbus épidémique, et écrits dans ce pays par des
praticiens qui l'ont observé, le rapport du conseil
médical de Madras est un de ceux qui ont le mieux fait
connaître cette formidable maladie. La société de Calcutta a publié aussi un important ouvrage sur cette
épidémie ; j'aurai occasion de vous le faire connaître ;
il l'emporte peut-être sur le rapport de Madras par la
précision des détails et la description des espèces et des
formes de la maladie; mais il est loin de présenter avec
autant de précision et de clarté ses formes et ses caractères généraux, et surtout les modifications que présentent les symptômes du mal suivant les sujets qu'il
affecte. C'est pour cela que j'ai préféré vous donner
ici la description générale de la maladie d'après le
rapport de la Société médicale de Madras, et remettre
à vous parler du rapport du Bengale, dans une lettre
spéciale que je vous adresserai sur les périodes de la
maladie et sur les formes et les modifications qu'elle a
présentées dans certaines circonstances.

Extrait du RAPPORT DE LA SOCIÉTÉ MÉDICALE DE MADRAS SUR LE CHOLÉRA-MORBUS DE L'INDE.

Description générale de la maladie.

L'invasion du choléra-morbus se fait en général pendant la nuit ou vers le matin. Le malade éprouve de la douleur à l'estomac, et vomit tout ce que ce viscère contient ; les évacuations alvines se manifestent aussi en même temps. Ces évacuations sont d'une nature toute particulière à cette maladie ; le tube digestif tout entier paraît se vider en même temps de toutes les matières fécales solides qu'il contient ; le malade est accablé par un sentiment d'épuisement, de défaillance inexprimable et des plus débilitants. Des faiblesses se manifestent, la peau se refroidit, et il survient souvent des vertiges et des tintements d'oreilles ; les forces locomotrices sont en général immédiatement perdues ; il se manifeste des contractions spasmodiques ou des crampes dans les muscles des doigts et des orteils ; ces contractions s'étendent graduellement le long des membres jusqu'au tronc ; elles participent des spasmes cloniques et toniques, mais la forme clonique prédomine. Le pouls devient, dès le début, petit, faible et accéléré ; au bout d'un certain temps, spécialement lors de l'invasion des spasmes, ou dès que les vomissements deviennent considérables, il tombe subitement au point qu'il cesse rapidement d'être sensible sur toutes les parties externes du corps. La peau, qui dès le début de la maladie avait perdu de sa chaleur naturelle, devient de plus en plus froide ; elle est rarement sèche ; en général elle est couverte d'une sueur froide profuse, ou d'une moiteur visqueuse ; elle prend souvent par place, sur les Européens, une teinte livide ; toute la surface extérieure du

corps semble affaissée, les lèvres deviennent livides;
il en est de même des ongles; la peau des mains et des
pieds devient très ridée, et présente l'apparence que lui
donnerait la macération; la peau, à cet état, est insensible, même à l'action des agents chimiques. Les malades se plaignent en général d'une chaleur vive à la
peau, et veulent se débarrasser de leurs couvertures;
les yeux s'enfoncent dans leurs orbites, et sont entourés
d'un cercle livide; les cornées deviennent flasques, et la
conjonctive est fréquemment injectée, les traits du visage sont affaissés, tout l'extérieur du corps prend un
aspect comme cadavéreux essentiellement caractéristique de cette maladie; la soif est presque toujours ar-
dente; le malade désire des boissons froides, quoique la
bouche ne soit pas ordinairement sèche; la langue est
humide, blanchâtre et froide. Une sensation de douleur
et de chaleur vive à l'épigastre se fait ordinairement
sentir; les sécrétions de l'urine, de la bile ou de la salive
sont presque nulles ou même supprimées; la voix devient faible, caverneuse, et tout-à-fait non naturelle;
la respiration est opprimée et en général lente, et
l'haleine est moins chaude que dans l'état naturel.

Pendant que les symptômes qui viennent d'être énu-
mérés se succèdent, le canal alimentaire est très diffé-
remment affecté; après les premières évacuations par
haut et par bas, quelque violents d'ailleurs que soient
les accidents, les matières rejetées sont toujours aqueuses, et dans le plus grand nombre des cas elles sont
incolores, inodores et souvent homogènes; elles sont
quelquefois troubles, et ressemblent à de l'eau sale;
d'autres fois elles sont d'une couleur jaunâtre ou porracée. Le plus ordinairement elles ressemblent à de l'eau
incolore ou à de la sérosité dans laquelle nagent de
nombreux flocons muqueux. Les matières rejetées de

l'estomac ne semblent pas différer de celles qui proviennent des intestins, si ce n'est par leur mélange avec des matières ingérées. Les vomissements et les évacuations alvines ne sont point des symptômes de longue durée, soit que l'art les arrête, soit que les malades deviennent bientôt hors d'état d'exécuter ces actes violents; quelle qu'en soit la cause, ils disparaissent en général avec les spasmes beaucoup avant la mort. Si l'on a tiré du sang on le trouve toujours brun ou presque noir; il est visqueux, et en général il sort lentement ou difficilement. Vers la fin de l'attaque, l'agitation se manifeste; elle est jointe à une anxiété interne, à des angoisses accablantes. La mort arrive enfin souvent au bout de dix ou douze heures, et généralement de la dix-huitième à la vingtième heure du commencement de la maladie.

Pendant que l'organisme est en proie à cette lutte mortelle l'esprit reste net et ses fonctions ne sont pas dérangées. Jusqu'au dernier moment de la vie, le malade, quoique dans la prostration, accablé par le mal, et devenu insensible, ne voulant plus parler, et ne cherchant que le repos, conserve encore ses facultés intellectuelles, et le pouvoir de rendre ses idées aussi long-temps que ses organes obéissent à sa volonté. C'est ce qui s'observe le plus ordinairement dans le choléra le plus promptement mortel, lorsque l'art est impuissant pour prévenir sa terminaison funeste.

Le choléra, comme toute autre maladie, a été observé avec des formes très variables dans ses symptômes : lorsque la maladie règne épidémiquement on l'a vu se manifester chez tous les malades sans présence de vomissement et avec une prédominance des évacuations alvines. D'autres fois c'étaient les vomissements qui prédominaient, et il n'y avait pas d'évacuations alvines.

Ce dernier symptôme est cependant celui qui a manqué le plus rarement. Chez quelques sujets les spasmes existent dès l'invasion ; chez d'autres, ils ne se présentent pas. La plus grave de toutes les formes que présente encore assez souvent le choléra, est celle qui se caractérise par un faible ébranlement de l'organisme ; dans celle-là il ne se manifeste pas de vomissements et à peine quelques selles, une ou deux au plus. On ne constate aucun spasme ni aucune douleur dans quelque organe que ce soit ; un froid de mort s'empare du malade dès l'invasion et arrête la circulation, et la mort arrive sans aucun effort de réaction.

Les vomissements manquent quelquefois entièrement, ou s'ils se sont manifestés, cessent presque immédiatement par l'état d'atonie de l'estomac, qui fait que cet organe reçoit et retient tout ce qui est ingéré dans sa cavité, comme s'il était réellement privé de vie.

Les évacuations alvines sont un symptôme du choléra plus constant que les vomissements ; dans le plus grand nombre des cas elles constituent le premier symptôme qui se manifeste. Mais comme elles constituent un accident moins frappant que les vomissements, qui fixent immédiatement l'attention, on les a ordinairement présentées comme consécutives à ce dernier symptôme. Les évacuations alvines manquent très rarement tout-à-fait, leur absence semble dénoter un certain degré de malignité de l'attaque. Ces selles sont rarement jointes à beaucoup de coliques et de ténesme, bien qu'elles se manifestent d'une manière tout-à-fait soudaine, et que le malade ne puisse se retenir ; quelquefois aussi elles se montrent simultanément avec les vomissements, les spasmes et l'affaiblissement du pouls, comme si ces lésions naissaient toutes au même instant par l'action d'une cause commune. Aux périodes avancées de la maladie les évacuations alvines cessent en général, mais dans quelques cas un écoulement de liquide aqueux par le rectum, survient à chaque changement de position du malade.

Les matières évacuées après l'expulsion de celles qui se trouvent accumulées dans les intestins dès l'invasion sont verdâtres ou jaunâtres, troubles et écumeuses comme de la levure de bière ; quelquefois elles sont sanguinolentes, mais leur aspect le plus ordinaire est celui de la sérosité pure : elles sont si peu colorées dans ce cas qu'elles ne tachent même pas le linge du malade. Le fluide évacué le plus communément, après celui que nous venons d'indiquer, est un liquide ressemblant à de l'eau de riz, dans lequel le mucus est si complétement mêlé avec le sérum qu'il donne tout-à-fait à ce fluide l'apparence du lait ou du chyle ; on a aussi noté des évacuations d'un liquide ressemblant, pour la couleur et la consistance, à l'eau de gruau ; dans ces cas la maladie est bénigne.

La quantité de liquide aqueux excrété dans cette maladie est excessivement considérable, et comme ces évacuations sont constantes, elles expliquent aisément la débilité, la soif, la consistance du sang et les autres symptômes du choléra. Il n'en est pas moins incontestable que les cas les plus funestes, et qui marchent le plus rapidement, ne sont nullement ceux qui se distinguent par des flux excessifs. On a au contraire très souvent vu la mort survenir après une ou deux selles aqueuses sans qu'il se développât aucune autre lésion des fonctions naturelles. On a même observé le collapsus sans qu'aucune évacuation par les selles se soit manifestée.

Quant aux dérangements des fonctions animales, on a en général remarqué l'état d'intégrité des fonctions intellectuelles; on ne peut cependant s'étonner, si dans quelques cas exceptionnels, il s'établit une lésion cérébrale, suite, de l'état de congestion sanguine. Il ne manque pas d'exemples de malades qui ont pu continuer à marcher, et à vaquer à plusieurs de leurs occupations ordinaires, même après que la circulation a été lésée au point que le pouls avait cessé de pouvoir être senti au poignet. Cette forme de la maladie s'est particulièrement rencontrée chez ceux où le choléra a commencé par une insidieuse évacuation alvine aqueuse ; plusieurs malades sont ainsi devenus victimes de la maladie à cause de ces apparences trompeuses, qui ne leur faisaient pas prendre l'alarme à temps, et ne faisaient pas recourir aux secours des médecins. On remarque encore dans quelques cas que les fonctions animales semblent avoir été dérangées de bonne heure, et que la prostration des forces paraît avoir précédé le plus grand nombre des symptômes. La voix participe en général de la débilité de toutes les fonctions ; les observateurs disent tous qu'elle est faible au point que souvent même elle ne peut être entendue ; on a quelquefois vu la surdité complète se manifester. Les spasmes ont été considérés comme symptômes si essentiels de l'espèce du choléra qui nous occupe, qu'on en a déduit le nom particulier qu'on lui a donné. Cependant pour les spasmes des muscles des mouvements volontaires, et c'est de ceux-là seulement qu'il est question, aucun symptôme ne manque plus fréquemment. On observe surtout ces spasmes dans les cas qui s'accompagnent d'un ébranlement violent de tout le système, aussi les observe-t-on plus souvent chez les Européens que chez les malades indigènes, et chez les personnes robustes que chez les personnes faibles. Dans le choléra lent, qui constitue la forme la plus dange-

reuse de cette maladie, les spasmes manquent généralement, ou au moins existent à un très léger degré ; les
muscles qu'ils occupent le plus ordinairement sont
ceux des orteils, des pieds et des mollets, et ensuite
les muscles correspondants des extrémités supérieures,
puis ceux des cuisses et des bras, et enfin ceux du
tronc. Ces spasmes font éprouver aux malades des douleurs très pénibles.

De tous les symptômes du choléra, aucun n'est plus
constant, plus véritablement essentiel et pathognomo-
nique que l'affaiblissement immédiat de la circulation.
Il faut cependant encore admettre que dans des cas où
l'on a eu immédiatement recours, avec succès, à des
moyens de traitement, ce symptôme ne s'est pas manifesté ; et qu'il s'est même rencontré des cas dans lesquels
on a observé une excitation dans le système vasculaire à
la première impression du choléra sur l'organisme. Des
praticiens habiles ont élevé des doutes sur la nature
cholérique de ces maladies : il faut remarquer que c'est
précisément dans ces cas que nos moyens de traitement sont le plus certainement suivis de succès ; il en
résulte par conséquent que les médecins n'ont que bien
rarement l'occasion de constater si cette forme de la
maladie dégénérera ou non en choléra à sa dernière période ; on peut cependant rapporter des faits de maladie qui, manifestés sous cette forme, ont enfin pris
tous les caractères du choléra, et se sont terminés d'une
manière fatale. Ces symptômes ont été observés sur des
soldats qui avaient bu au commencement de la maladie des liqueurs spiritueuses qui avaient agi sur la
circulation. L'époque à laquelle une diminution marquée de l'action vasculaire se manifeste est variable ;
le pouls se soutient quelquefois, quoique très rarement,
jusqu'à un certain point, pendant plusieurs heures ; le

plus ordinairement, il devient petit et accéléré, dès le début, et dès que les spasmes et les vomissements se manifestent, il cesse subitement de pouvoir être distingué aux extrémités; la longueur du temps pendant lequel le malade vit quelquefois après que le pouls ne peut plus être perçu, est extraordinaire.

La soif et la sensation de chaleur ou de brûlure à la région de l'estomac se montrent généralement en même temps; elles constituent les symptômes dominants et constants du choléra; et cependant ces symptômes ont souvent manqué tout-à-fait, non seulement chez des individus, mais même épidémiquement. Lorsque ces symptômes existent au plus haut degré, souvent la bouche et la langue ne sont pas sèches, elles sont même au contraire assez humides, et tandis que, comme M. Jameson l'a fait observer, tout brûle en dedans, ces parties sont froides et blanches, parfois cependant, la bouche est desséchée, et la langue sèche et fuligineuse. Il y a des praticiens qui paraissent douter si l'on peut tirer de ces phénomènes aucune induction pratique : en quel état seraient en effet ces parties si le calomélas, les esprits ardents, le laudanum et les épices étaient employés aussi largement, chez des individus en bonne santé ou atteints de maladies ordinaires, qu'ils le sont dans le choléra, surtout avec l'administration si restreinte des délayants ? La soif semble dominer et effacer tous les autres symptômes; il n'est pas de soldat ignorant qui ne soit aussi fermement persuadé qu'un médecin, que l'eau froide détermine presque certainement la mort, et qui cependant n'en désire ardemment et n'en boive avec avidité.

La peau est en général froide, visqueuse et souvent couverte d'une sueur froide profuse; ce symptôme présente néanmoins aussi des variétés comme tous les au-

tres symptômes du choléra : la peau est quelquefois sèche,
quoique froide ; elle se présente, dans quelques cas, dans
son état naturel, et même, quoique rarement, on l'a
observée plus chaude que dans l'état physiologique ; on
a vu plusieurs fois une augmentation de température se
manifester quelques instants avant la mort, mais ce développement de chaleur semble alors confiné au tronc
et à la tête ; et dans presque tous les cas, cette chaleur
locale est un symptôme funeste. Il n'a aucun rapport
avec un rétablissement d'énergie du système artériel,
ni avec aucune amélioration dans les fonctions de la
respiration. Dès la première période du choléra, les
sangsues ne tirent de la peau que peu ou point de sang ;
des médecins ont vu dans ce phénomène l'effet d'une
horreur qu'inspire à ces animaux la peau d'un cholérique. Lorsque la sueur est claire, elle s'écoule ordinairement en quantité très abondante de toute la surface
du corps ; mais lorsqu'elle est épaisse ou visqueuse, elle
est moins générale, et ordinairement limitée au tronc et
à la tête. L'action de la vapeur ou des bains chauds paraît incontestablement augmenter l'exsudation ou la sécrétion cutanée ; et l'application de la chaleur sèche en
même temps qu'elle augmente la température de la
peau, semble diminuer ces excrétions.

L'altération remarquable des traits du visage, que l'on
a désignée sous le nom de *facies cholérique*, n'est jamais
dissipée rapidement par les moyens de l'art. Cette expression des traits, qui rappelle trop bien celle de la
mort, ne peut être méconnue ; on peut même se convaincre, lorsqu'on observe avec attention, qu'une semblable rétraction des formes se manifeste même aux
membres et sur toutes les parties saillantes du corps.

La respiration n'est pas ordinairement interrompue
dans la première période du choléra. Dans plusieurs

cas, qui se terminent par la mort, la respiration continue avec peine, ou même sans éprouver d'interruption, excepté qu'elle se ralentit progressivement. On
a cependant noté plusieurs faits observés spécialement sur des Européens, dans lesquels l'interruption
de la respiration a été des plus pénibles, et ne pouvait
être comparée qu'aux plus violentes attaques d'asthme.
On a noté dans plusieurs rapports sur le choléra le re-
froidissement de l'haleine comme un symptôme de cette
maladie; il n'est pas évident que ce symptôme se présente. En général, on ne peut aussi spécifier si le re-
froidissement s'est manifesté d'une manière plus particulière dans les cas où la respiration était difficile et
laborieuse que dans ceux dans lesquels cette fonction
semblait continuer à s'exercer sans interruption, au
moins dans ses phénomènes mécaniques.

Il est surprenant que les fonctions sensoriales soient
si rarement troublées dans une maladie aussi essentiellement congestive que le choléra, dans laquelle les
vertiges, la surdité, les bourdonnements d'oreilles,
sont si souvent des symptômes dominants, et après l'administration si fréquente de très grandes doses d'opium
et de médicaments toxiques; il semble même probable
que dans beaucoup de cas c'est par une inexactitude
d'expression que l'on a mis le coma parmi les symptômes
du choléra. Le coma s'est bien manifesté occasionnelle-
ment, surtout vers la terminaison de la maladie, lorsque
cette terminaison a été fatale, mais le délire a rarement
été observé autrement qu'à la suite du choléra.

Lorsque l'on a recours de bonne heure aux secours
de la médecine, et lorsque d'ailleurs les malades sont
d'une bonne constitution, le rétablissement d'une attaque de choléra n'est pas moins remarquable par la
merveilleuse rapidité avec laquelle il s'opère qu'il ne

l'est par ses résultats décisifs, la maladie n'étant essentiellement liée à aucune lésion organique. Spécialement chez les naturels de l'Inde, chez lesquels il n'existe d'ordinaire que très peu de tendance à l'inflammation, le rétablissement du choléra est si rapide et si complet qu'il ne peut être comparé qu'au rétablissement d'une syncope, d'une colique, ou de maladies semblables; mais pour les Européens, chez lesquels il existe une beaucoup plus grande tendance à l'inflammation et aux congestions sanguines vers les viscères, le rétablissement n'est ni si subit ni si complet; il n'est que trop souvent entravé par des affections des viscères propres à ces climats. Les affections qui succèdent le plus fréquemment au choléra sont des lésions des intestins, du cerveau, du foie ou de l'estomac. Lorsque cette maladie s'est prolongée long-temps et que des congestions paraissent s'être entièrement formées, un très petit nombre de ceux qui survivent à l'attaque, Européens ou indigènes, reviennent à la santé sans les plus grandes difficultés. Nous avons déjà fait remarquer que le rétablissement d'une attaque de choléra est annoncé par le retour de la chaleur à la surface du corps et par l'élévation du pouls. Un calme trompeur présente quelquefois ces favorables apparences, et se joue trop souvent de nos espérances; on a cependant aussi remarqué une marche contraire des accidents; on a vu des malades rester un, deux, et même trois jours dans l'état de collapsus le plus complet, et se rétablir ensuite contre toute attente.

De tous les symptômes du choléra aucuns ne sont si constants dans leur manifestation et leur développement que ceux qui se lient à l'état du sang et de la circulation. Il est établi par des faits hors de doute que le sang des personnes atteintes du choléra est devenu plus épais et d'une couleur noire anormale. Ces changements dans l'état du sang sont d'ailleurs tout-à-fait en raison de la durée de la maladie. Le plus grand nombre des documents recueillis sur cette maladie établissent que, après qu'on a extrait à un malade affecté du choléra une certaine quantité de sang noir et épais, la couleur de ce liquide devient ordinairement plus claire, et sa consistance moindre, tandis que la circulation se rétablit. Ces changements permettent toujours de porter un prognostic favorable ; on ne voit néanmoins pas toujours de tels changements s'opérer après la saignée, quoique le résultat n'en soit pas moins avantageux. Le sang est généralement moins altéré dans ses apparences lorsque le choléra a débuté par des symptômes d'excitation que lorsque la maladie a été dès le début annoncée par un état de collapsus. On a parfois trouvé à l'ouverture du corps le sang d'une couleur noire dans les cavités gauches comme dans les cavités droites du cœur, d'où l'on peut inférer qu'il existe au même état dans tout le système artériel. L'ouverture de l'artère temporale a fréquemment mis à même de constater que le sang artériel est noir et épais tout comme le sang veineux. Chez les indigènes la respiration est presque généralement libre jusqu'à la fin de la maladie. Le sang, lorsque l'on a eu occasion de pratiquer des saignées qui ont permis d'examiner ce fluide, a été constamment trouvé noir, qu'il y eût eu ou non des évacuations. L'on est ainsi conduit à conclure, sans qu'il soit besoin d'autre preuve, que même lorsque le passage du sang au travers des poumons est libre, le changement physiologique qu'il y éprouve est interrompu par le choléra.

Plusieurs praticiens qui ont eu à combattre la maladie pensent que sa tendance à un résultat funeste est telle que la nature, abandonnée à elle-même, ne peut

jamais le prévenir. Cette opinion est au reste d'accord
avec les observations de tous les médecins qui établissent qu'il ne faut que quelques heures pour que le mal
arrive au point d'être au-dessus des secours de l'art. On
compte par heure dans cette maladie comme on compte
par jour dans les autres. On peut dire que la terminaison ordinaire du choléra est la mort, et il faut aussi reconnaître qu'il y a très peu de variétés dans la marche
que suit le mal vers cette fatale terminaison.

Toutes les descriptions du choléra établissent que
cette maladie consiste dans une suspension générale des
fonctions naturelles et dans une suspension graduelle
des fonctions vitales plutôt que dans le développement
d'actions morbides. On a remarqué des cas dans lesquels
les fonctions vitales ont été subitement suspendues, et
où la mort est survenue avant le développement ordinaire des accidents. La terminaison fatale de la maladie
s'annonce d'ailleurs aussi par la manifestation d'inflam-
mations locales, comme la gastrite, l'entérite, et l'hé-
patite; le canal intestinal semble spécialement disposé à
ressentir les effets du choléra; beaucoup de ceux que
cette maladie a affectés ont été consécutivement atteints
de la dysenterie.

Le rapport de la Société médicale de Madras, dont
vous venez de lire un si long extrait, a été rédigé par
le docteur W. Scott; il semble que ce médecin, comme
la Société elle-même dont il est l'interprète, aient été
plus frappés des dissemblances individuelles qu'ont présentées les malades frappés par la maladie épidémique,
que des formes générales de cette maladie dans tous les
sujets qu'elle a affectés. Un praticien distingué, qui a
donné sur le choléra-morbus de l'Inde un ouvrage
complet duquel il a puisé les éléments dans ses observa-

tions à l'hôpital de Madras, dont le service lui a été confié pendant que cette maladie régnait dans toute son intensité, le docteur Annesley a négligé les variétés de formes de la maladie pour la présenter dans son ensemble. Si j'ai voulu vous donner la description présentée par la Société de Madras avant celle de cet observateur, c'est que je vous ai déjà transmis dans les documents du conseil de santé anglais, une description générale de la maladie qui ne laissait à désirer précisément que cette indication des variétés que le docteur Annesley a aussi négligées; je vais cependant emprunter à ce praticien un de ses chapitres dans lequel il a apprécié à leur valeur avec beaucoup de clarté les symptômes principaux les plus importants de la maladie.

DES SYMPTÔMES PATHOGNOMONIQUES, DIAGNOSTIQUES ET PROGNOSTIQUES DU CHOLÉRA ÉPIDÉMIQUE, *par le docteur* J. ANNESLEY, *chirurgien de l'hôpital général de Madras.* [1]

Les symptômes que j'ai toujours considérés comme propres au choléra, et que je n'ai jamais vu manquer dans aucun des cas de cette maladie que j'ai eu occasion d'observer, sont une sensation de brûlure entre le scrobicule du cœur et l'ombilic correspondant précisément à ce point du tube digestif que l'on rencontre si rouge sur les cadavres. Ce symptôme est un des premiers que ressentent les malades; il se manifeste en général avant que les vomissements et les évacuations alvines s'établissent. Dès que cette sensation est jointe à un regard où se peint l'anxiété, et à un sentiment général de faiblesse ou d'oppression, même sans vomissements ou sans évacuations alvines, on peut être cer-

[1] *Extract from the sketches of the most prevalent Diseases of India.* Ch. II, sect. IV, second édit., p. 33.

tain que la maladie existe. A ce degré, elle est généralement curable si on la traite hardiment et sans hésiter.

La teinte rouge des intestins grêles est un caractère
cadavérique de la maladie. Cette teinte ressemble
exactement à la couleur que prennent ces parties lorsqu'on les injecte avec du vermillon pour faire voir leurs
villosités. Je regarde cette altération comme particulière
à cette maladie, et formant un de ses caractères, parce
qu'elle est la seule lésion morbide qu'elle présente, et
qu'on ne trouve pas dans plusieurs autres maladies; on
observe par exemple la congestion cérébrale à un égal
degré dans l'apoplexie, et dans différentes affections des
viscères; on trouve quelquefois des congestions considérables dans le foie, la rate, les poumons, etc., etc.;
mais pour cette teinte de vermillon qui se trouve chez
ceux qui ont succombé au choléra, je ne me rappelle
pas l'avoir jamais vue aussi généralement sur les sujets
morts d'autres maladies des viscères abdominaux. Je remarque bien que cette apparence morbide des organes
abdominaux peut se présenter quelquefois dans des cas
de mort subite. Mais je veux surtout fixer l'attention
sur ce symptôme de douleur abdominale, et le rapprocher de l'apparence particulière que présentent les intestins grêles, apparence qui se rencontre toujours
après la mort. Je considère donc ce symptôme comme
particulièrement caractéristique du choléra épidémique.
Quant à la lésion morbide qui s'y rapporte, cette lésion
se présente à la dissection dans tous ceux qui ont succombé à cette maladie.

Le froid de la peau, les sueurs colliquatives, l'air d'a-
battement, sont des symptômes que j'ai fréquemment
rencontrés dans des cas où la maladie était produite par
des vers, et dans lesquels ces symptômes ont complète-
ment cessé après leur expulsion. Dans le traitement des

malades j'ai toujours eu grand soin de m'informer de ces premiers accidents de la maladie : si le malade se plaignait ou non d'un sentiment de brûlure autour de l'ombilic, et à quel degré existait ce sentiment ; toutes les fois que j'ai rencontré ce symptôme, et surtout lorsqu'il existait avec une respiration suspirieuse et anxieuse, j'ai considéré ce cas comme un choléra épidémique bien caractérisé, et j'ai agi en conséquence.

Il est rare qu'on soit appelé auprès des malades avant que tous les accidents soient développés ; le pouls ne peut plus généralement alors être senti au poignet. A cette période de la maladie il n'y a déjà que bien peu à attendre de l'art. J'ai cependant vu fréquemment des malades à cet état se rétablir ; mais je considère ces guérisons comme des résultats inespérés, et comme dus plutôt à la force de la constitution des malades qu'aux moyens de traitement, ou qu'à l'habileté des praticiens. Il est cependant important de savoir que la maladie peut être traitée avec beaucoup d'avantage lorsqu'elle n'est encore qu'à sa première période, et qu'elle n'a pas encore atteint ce degré auquel les symptômes de congestion sont arrivés au plus haut période.

Symptômes diagnostiques.—Il n'est pas de symptôme du choléra plus constant que la couleur noire, et l'épaississement et la viscosité du sang tiré aux malades. Dans le choléra épidémique, et particulièrement lorsque le développement de la maladie est achevé, cet état du sang que partage à un certain degré le sang des artères, est par lui-même, et plus encore lorsqu'il existe avec d'autres symptômes, suffisant pour distinguer la maladie des cas de choléra spasmodique qui régnaient précédemment dans l'Inde, et du choléra qu'on observe ordinairement dans les pays chauds ou dans les pays

tempérés, pendant l'automne. L'état d'affaiblissement
et d'épuisement de toutes les fonctions vitales, la dépression de tous les esprits, l'aspect général de tout le
corps, le froid et la moiteur de toute la peau, les extrémités froides et flétries, l'extension des spasmes lorsque
la maladie dure depuis très peu de temps aux muscles
des extrémités supérieures et à la poitrine, l'absence
complète de bile dans les matières vomies et dans les
selles, la suppression ou l'interruption de la sécrétion
de l'urine et même de toutes les autres sécrétions naturelles, la dépression si rapide de l'action du cœur et
du pouls; le froid de la bouche, de la langue et de
l'air expiré, sont des phénomènes que l'on ne trouve
réunis de cette manière dans aucune autre maladie. Ces
phénomènes suffisent pour distinguer le choléra de
toutes les autres maladies spasmodiques en général, et
du choléra bilieux, et même en particulier de la *mort de
chien*, qui constitue la plus violente forme du choléra
ordinaire de l'Inde.

La nature cholérique des spasmes, leur mode de propagation aux extrémités et aux muscles abdominaux, la
circonstance qu'ils ne s'étendent jamais aux muscles du
dos, des lombes et de la face, suffisent pour distinguer le
choléra épidémique du tétanos et du trismus.

Les évacuations abondantes par haut et par bas, l'état
du pouls et de la surface du corps, le sentiment de
douleur perçu dès le début à l'épigastre, servent à em-
pêcher que la maladie puisse être confondue avec les
coliques. La bile se montre rarement, et même jamais,
dans les cas les plus graves du choléra ordinaire de
l'Inde, jusqu'à ce que la violence de la maladie ait diminué ou que des évacuants aient déterminé son écoulement dans les intestins; et comme les phénomènes généraux de la maladie ont tant de similitude, il peut

paraître convenable de déterminer ici les points de dissemblance qui existent entre ce choléra et le choléra épidémique. Il faut d'abord admettre que la plupart des phénomènes qui caractérisent ces deux choléra, diffèrent de ceux du choléra ordinaire de l'Inde, surtout par leur plus grande intensité et par la rapidité de leurs progrès vers une terminaison funeste. L'absence de la bile dans les matières expulsées dans l'un et l'autre choléra ne peut être considérée comme un point d'identité entre eux, pas plus qu'on ne peut attribuer cette valeur à l'existence des spasmes dans l'une et l'autre maladie. Le choléra épidémique présente avec les phénomènes propres aux deux choléra, la couleur noire et l'état morbide du sang, le sentiment de brûlure à l'épigastre; le pouls lent, faible, petit et non développé dès le commencement de l'attaque; la langue et la bouche froides, le froid de l'air expiré, le grand dérangement des fonctions de la respiration, la peau des extrémités ridée et comme flétrie, la congestion cérébrale, la nature clonique des spasmes, la suppression de l'urine et des autres sécrétions; la grande extension prise par la maladie au travers de l'Asie méridionale, sa violence et ses funestes effets, sont des circonstances qui autorisent à conclure que le choléra épidémique diffère du choléra ordinaire de l'Inde, tel qu'on l'observait avant 1817, non seulement par le degré, mais encore par l'espèce. Ces circonstances ne peuvent s'expliquer par une différence dans l'intensité des causes du mal; il faut les attribuer à l'existence de quelque cause accessoire dont la présence et l'extension n'a pas été moins générale que la maladie épidémique qu'elle a eu la puissance de produire.

Symptômes prognostiques. — Les symptômes qui mettent les praticiens dans le cas de présumer que la maladie se terminera favorablement, sont une augmentation de force et de plénitude du pouls, le retour de la chaleur aux extrémités et à la surface du tronc; un désir moins pressant de boire et une diminution du sentiment de brûlure aux régions épigastrique et ombilicale; la diminution d'intensité ou même la cessation des spasmes, des vomissements ou des évacuations alvines, la présence de la bile dans les matières évacuées, des envies d'uriner, surtout lorsqu'elles sont suivies de l'évacuation de quelque quantité d'urine; une amélioration dans l'état extérieur, et un retour vers l'état de santé et les fonctions de la peau; une respiration plus naturelle, et le retour de la chaleur de l'air expiré, une disposition à un sommeil tranquille, ou un air de vie plus marqué dans les yeux, une teinte plus rouge ou plus naturelle des lèvres, de la langue et de la muqueuse buccale, et une agitation et une anxiété moindres.

Si, au contraire, les symptômes de la maladie augmentent rapidement, nonobstant les moyens de traitement, et si la respiration devient plus petite ou plus oppressée, ou très accélérée et laborieuse, comme si le malade n'introduit qu'avec effort l'air dans la poitrine; si l'action du cœur est tellement diminuée qu'on ne sente plus de pulsations aux extrémités; les traits sont affaissés, la langue et la bouche se refroidissent, et l'haleine paraît à l'observateur froide et humide; la cornée commence à se ternir; l'agitation est constante; les spasmes, les vomissements et les évacuations alvines persistent: on ne peut guère, quand on observe tous ces accidents, conserver d'espérance de rétablir le malade. La puissance vitale est alors tellement affaiblie par l'action de la cause morbifique et par ses effets sur le système nerveux et sur le sang par l'intermédiaire des organes pulmonaires, que tout rétablissement est au-dessus des ressources de l'art.

———

Pour achever de faire bien connaître le choléra indien, et surtout pour vous mettre à même de bien apprécier l'opinion que plusieurs observateurs ont adoptée, et que vous venez de retrouver dans ce que dit le docteur Annesley que le choléra épidémique diffère essentiellement du choléra observé chaque année dans l'Inde et même dans presque tout le globe, il faut porter votre attention sur les lésions que cette maladie détermine sur les organes, et que les ouvertures des corps mettent en évidence, vous avez déjà vu que le docteur Annesley a fait un rapprochement entre la douleur sentie par les malades à l'épigastre et autour de l'ombilic et la teinte vermeille que l'on trouve après la mort sur les intestins grêles. Il résulte aussi de ce que nous ont déjà appris les rapports du conseil de santé d'Angleterre, et ceux sur l'épidémie de Moscou et sur celle de Saint-Pétersbourg, que des lésions très prononcées se trouvent sur les cadavres, soit dans le tube digestif, soit dans les grands vaisseaux et les organes pulmonaires, et que ces lésions présentent différentes formes, ou même peuvent manquer tout-à-fait suivant les périodes de la maladie auxquelles la mort est survenue: toutes ces circonstances doivent être appréciées; et dans l'état actuel de la science, c'est la voie la plus directe pour arriver à déterminer le caractère et la nature d'une maladie.

Tous les médecins qui ont observé le choléra, non seulement dans l'Inde, mais même dans tous les lieux où cette affection épidémique s'est étendue, et qui ont disséqué des corps de personnes mortes de cette maladie,

ont constaté l'existence des mêmes lésions organiques.
Ce que je vous ai rapporté sur les épidémies de Moscou
et de Saint-Pétersbourg vous a fait connaître succinctement les résultats des ouvertures de corps faites dans
ces villes ; je reviendrai sur ces résultats lorsque j'exa-
minerai avec vous si le choléra-morbus, en s'éloignant
des bords du Gange, s'est modifié dans ses formes et
dans sa nature. Je ne veux m'attacher aujourd'hui
qu'aux observations nécrologiques, recueillies sur cette
maladie dans l'Inde : ces observations seront résumées
en vous présentant l'extrait des ouvrages publiés sur
l'épidémie de choléra-morbus de ce pays.

Vous connaissez déjà quelques unes des conséquences
tirées par le docteur Annesley de ce qu'il a reconnu
dans les viscères abdominaux de ceux qui ont succombé
à la maladie. Je commence par le résumé des observations de ce praticien.

M. Annesley présente d'abord dans son ouvrage douze
observations sur des malades atteints de choléra-morbus, recueillies avec beaucoup de détails et terminées
toutes par la description minutieuse très bien faite des
lésions reconnues à l'ouverture des cadavres. Il résume
ensuite dans un chapitre, dont voici la traduction textuelle, l'histoire des désordres qui se rencontrent dans
les corps de ceux qui ont succombé à cette maladie.

DES LÉSIONS CONSTATÉES A L'OUVERTURE DES CADAVRES
DE CEUX QUI ONT SUCCOMBÉ AU CHOLÉRA-MORBUS ;
par le docteur ANNESLEY.

J'aurais pu réunir un plus grand nombre de faits
dans lesquels l'ouverture du corps a été pratiquée, mais
comme les lésions qu'on a constatées ont été presque
toujours les mêmes, et comme aussi la marche de la

maladie a toujours été presque exactement semblable, je
n'ai pas dû présenter plus de détails qu'il ne m'a semblé
nécessaire d'en réunir pour faire bien connaître cette
partie de l'histoire de la maladie. Quoique les lésions
constatées dans les solides n'aient été que peu considérables, et que ces lésions ne soient pas toujours
d'une nature très sérieuse, l'état des fluides de la circulation, observé tant pendant la vie des malades que sur
leurs cadavres, me paraît pouvoir expliquer la plupart
des symptômes de la maladie, et ses progrès rapides
vers une terminaison funeste.

État extérieur des cadavres.

Les extrémités paraissent rétractées et les téguments
qui les revêtent sont plissés. Tout le corps est livide.
Les lèvres et les parties qui sont recouvertes par les
muqueuses extérieures sont d'un brun pourpré. Les
parties molles paraissent crispées. Les yeux sont enfoncés, les traits sont affaissés et hideux à un degré surprenant, pour une maladie de si courte durée; les vaisseaux
de la surface du corps sont contractés et vides de sang.

État des organes encéphaliques.

Les sinus et les veines du cerveau et de ses membranes sont toujours remplis d'un sang noir, épais et
visqueux.

L'arachnoïde est fréquemment opaque et quelquefois
épaissie et adhérente aux tuniques adjacentes; et l'on
a plusieurs fois trouvé dans les ventricules et entre
les membranes un épanchement gélatineux ou séreux.

Le cerveau était chez quelques sujets ramolli, mais
on a rarement reconnu en lui de traces évidentes d'irritation.

La congestion de sang noir et l'épanchement séreux,

si souvent observés dans le crâne, semblaient en rapport avec la stupeur, la surdité, les vertiges et les tintements d'oreille, généralement observés pendant la vie de ces malades. On a le plus souvent aussi remarqué que ces lésions se trouvaient plus prononcées dans les cas où ces symptômes avaient été plus évidents.

État des organes thoraciques.

Le cœur et les gros vaisseaux veineux étaient généralement distendus par un sang noir et épais, qui quelquefois cependant était fluide, et dans d'autres cas demi-fluide. Lorsque ce sang est coagulé il a l'apparence d'une gelée noire friable.

La substance du cœur semble quelquefois plus molle et plus aisée à déchirer que dans l'état sain.

Les poumons sont en général rétractés, affaissés et gorgés de sang noir. Ils sont plus pesants que dans l'état naturel; leur tissu est carnifié, hépatisé ou comme meurtri.

Les plèvres sont ordinairement pâles et saines.

Le péricarde est dans l'état naturel, et contient quelquefois une très petite quantité de sérosité.

Les rapports entre toutes ces lésions d'organes et les dérangements des fonctions de la respiration et de la circulation qui s'observent pendant le cours de la maladie paraissent assez évidents. On remarque aussi une proportion bien établie entre l'étendue de ces désordres et celle des dérangements des fonctions des organes qu'ils intéressent. Je n'hésite pas à reconnaître qu'une grande partie de ces dérangements constatés, n'est réellement qu'une conséquence de la mort. Je n'en soutiens cependant pas moins que beaucoup de ces altérations se sont établies avant cette funeste terminaison; la dépression de l'action vitale des organes qui existe

5

dès le début de la maladie et s'accroît graduellement,
est liée à plusieurs des dérangements que ces organes
présentent après la mort.

Autopsie des viscères abdominaux.

A l'ouverture de l'abdomen on est quelquefois frappé,
comme l'a remarqué M. Jameson dans le rapport de
la Société médicale de la présidence du Bengale, d'une
odeur désagréable particulière à cette maladie. C'est
particulièrement sur ceux qui sont morts rapidement
que cette circonstance s'observe.

L'estomac contient en général une plus ou moins
grande quantité d'un fluide aqueux, trouble et quelquefois grumeleux. L'apparence de ce fluide est variable;
il est quelquefois incolore, d'autres fois verdâtre ou
jaunâtre; dans quelques cas il est brun, approchant
de la couleur noire. La surface péritonéale de l'estomac ne présente rarement d'insolite qu'une plus
grande congestion veineuse que dans l'état physiologique. La surface interne de l'estomac est quelquefois
couverte d'un mucus visqueux brunâtre, et après qu'on
a enlevé cette couche, on observe une congestion considérable des capillaires veineux. Cette congestion semble
avoir particulièrement son siége dans la couche cellulaire sous-muqueuse; elle est quelquefois si considérable dans certains points qu'il en résulte l'apparence
d'une ecchymose dans ce tissu cellulaire. La membrane
interne est parfois très ridée, en apparence épaissie et
molle au toucher, spécialement lorsque l'estomac n'est
pas très distendu par un liquide ou par des gaz. L'estomac
est fréquemment flasque et relâché, et ses tuniques sont
plus faciles à déchirer que dans l'état sain. Dans les cas
dans lesquels un certain degré de réaction des forces
vitales s'est établi, la surface interne de l'estomac, par-

ticulièrement autour du pylore, présente une couleur plus vive, approchant du rouge, et semble épaissie et contractée.

L'épiploon est quelquefois ridé ou rétracté dans un côté de l'abdomen.

Les intestins grêles sont parfois plus contractés qu'à l'ordinaire dans quelques points, fréquemment distendus par des gaz; leurs vaisseaux sont en général gorgés de sang noir. Examinés extérieurement ils semblent amollis et épaissis; leur couleur varie de celle du vermillon pâle, à celle du pourpre brunâtre avec toutes les teintes intermédiaires. La première couleur se remarque particulièrement à la surface péritonéale du duodénum et du jéjunum, et la dernière à l'iléum vers sa terminaison au cœcum. Ces différents degrés de couleur semblent provenir des différents degrés de congestion des capillaires et des veines dans les diverses parties du canal, de l'injection des capillaires artériels et de la couleur du sang que contiennent ces vaisseaux.

Après qu'on a ouvert les intestins grêles, leurs tuniques semblent épaissies, spécialement si le tube intestinal n'est pas distendu ou s'il est jusqu'à un certain point contracté ; ils sont fréquemment ramollis et plus aisés à déchirer que dans l'état naturel ; leur surface interne se trouve en général enduite d'une matière visqueuse épaisse, de couleur d'argile, qui quelquefois est comme crêmeuse ou jaunâtre. Ces désordres se remarquent particulièrement sur ceux qui ont succombé à une attaque subite et courte de la maladie. Après qu'on a enlevé cette couche on trouve la muqueuse ordinairement pâle à la partie supérieure des petits intestins et colorée en brun, et dans l'état de congestion, à la partie inférieure, particulièrement où l'iléum est bleu ou pourpré extérieurement. Si la durée de la maladie a été plus

longue, et surtout lorsque des efforts de réaction se sont
opérés, la couche visqueuse se trouve détachée dans une
plus ou moins grande étendue, et se trouve flottante
dans les liquides contenus dans les petits et les gros intestins ; dans ce cas la membrane muqueuse est plus
vasculaire, et les capillaires artériels sont plus injectés
que dans les autres cas.

Les gros intestins sont fréquemment contractés,
quelquefois au contraire ils sont distendus, et dans
d'autres cas, ils sont en même temps contractés dans
certains points et distendus dans d'autres. La congestion
des veines et des capillaires veineux est généralement
évidente spécialement dans la couche celluleuse intermédiaire aux tuniques intestinales. La membrane externe
est communément brunâtre à cause de la couleur du sang
accumulé dans les vaisseaux en état de congestion qu'elle
laisse voir. La membrane muqueuse est souvent très
vasculaire ; quelquefois elle présente une couleur rouge
brune, spécialement si le malade a vécu quelque temps,
et si des stimulants actifs lui ont été administrés. Les
gros intestins ne contiennent jamais de matières fécales,
et les fluides qui se trouvent dans leur cavité ressemblent en général à ceux qui sont contenus dans l'estomac et les intestins grêles.

Il a déjà été fait mention, en parlant des symptômes
de la maladie, de l'état d'injection qu'on trouve dans les
petits intestins, des symptômes rapportés par le malade
à la région ombilicale, et de la connexion entre la lésion intestinale et ces symptômes qui paraît évidente. Les
contractions et les dilatations irrégulières du tube digestif, et la quantité considérable de gaz qu'il contient
semblent évidemment, d'après l'existence des douleurs
de colique au début, succéder à l'occlusion qui se fait
d'abord dans le tube digestif à l'invasion par la cause

déterminante de la maladie. On peut par conséquent considérer ces douleurs comme un indice du commencement de ces désordres organiques qui, bien que produits dans leur origine par un affaiblissement de la vitalité, peuvent augmenter plus tard par la condition morbide du sang qui circule dans les vaisseaux de ces parties.

Le foie est en général plus brun que dans l'état naturel, et engorgé de sang noir épais. Cet organe présente quelquefois une couleur pourprée ou brune bleuâtre ; mais d'autres fois il est bigarré de diverses couleurs, augmenté de volume, ramolli, ou même à l'état pulpeux et facile à déchirer.

La vésicule du fiel est toujours distendue par de la bile épaisse et visqueuse qu'on trouve en général d'un brun vert ou noir chez des sujets qui ont succombé avant la manifestation de la bile dans les excrétions ; et quoique le canal hépatique soit large et perméable, l'ouverture du canal commun est généralement resserrée, et permet rarement à la bile de passer dans le duodénum sans une forte pression sur la vésicule. Dans les cas où la mort n'est arrivée qu'après que la maladie s'est prolongée, et dans lesquels il y a eu une certaine réaction vitale, et écoulement de la bile dans les intestins, la vésicule du fiel est d'ordinaire presque vide, ou ne contient qu'une petite quantité de bile saine. Le canal cholédoque, bien qu'il ne soit jamais exempt d'un certain degré de constriction, est généralement plus perméable que dans les cas où la mort est survenue rapidement. Il est rare que la vésicule soit tout-à-fait vide, relâchée et ramollie. Dans presque tous les cas où j'avais observé de la bile dans les excrétions, et où la vésicule a été trouvée vide à l'ouverture du cadavre ; dans tous les cas par conséquent dans lesquels on a été fondé à admettre que le produit de la sécrétion hépatique avait passé dans les intestins pendant la vie du malade, j'ai remarqué que la matière visqueuse qui enduit ordinairement la surface muqueuse des intestins grêles se trouve détachée dans une plus ou moins grande étendue, et est ou flottante dans les fluides contenus dans les gros intestins, ou a été entièrement entraînée avec les matières alvines.

La rate est le plus souvent tuméfiée, engorgée de sang noir et ramollie; elle se brise quelquefois pendant qu'on procède à son examen et à celui des parties environnantes, présentant ainsi à la fois une distension considérable de sa capsule, et un ramollissement de son tissu. La couleur de ce viscère est constamment plus brune que dans l'état naturel.

Les reins sont en général sains, et ne présentent aucune altération qui puisse expliquer l'interruption complète de leurs fonctions, qu'on remarque dans le cours de la maladie.

La vessie urinaire est ordinairement vide et retirée derrière le pubis. La surface muqueuse se trouve fréquemment enduite d'une quantité considérable de mucus visqueux. La contraction de la vessie est évidemment le résultat de l'absence d'urine sécrétée.

État du sang.

L'aspect particulier du sang excita surtout mon attention dans le premier cas de choléra que j'eus à traiter. Dans toutes les ouvertures de cadavres que j'ai faites j'ai trouvé les veines caves, mésentériques, iliaques et sous-clavières, les veines voisines du cœur, la veine porte, les sinus encéphaliques, gorgés d'un sang visqueux, épais et noir. Les cavités droites du cœur étaient généralement distendues par un sang semblable, et dans les cas où il se rencontrait du sang dans les cavités gauches du cœur il avait la même apparence que celui qui se trouvait dans les cavités droites. Les poumons sont toujours complétement engorgés de sang poisseux ou noir, et tous les viscères présentent à un degré plus ou moins grand, une congestion de sang offrant presque les mêmes caractères. Les vaisseaux de la surface externe du corps et des extrémités sont généralement contractés et vides, ou au moins presque vides.

Cet état particulier du sang n'est pas consécutif à la mort, bien qu'il puisse être plus ou moins augmenté après la cessation de la vie. Il est évident déjà dans le sang tiré aux malades dès la première période de la maladie. Pendant les périodes subséquentes, et plus spécialement à mesure que la maladie avance vers sa terminaison fatale, les caractères particuliers du sang que nous venons d'indiquer deviennent plus manifestes, comme l'ont prouvé les faits particuliers que nous avons recueillis. Que cet état du sang soit le premier dérangement matériel consécutif à l'invasion de la cause efficiente de la maladie, je ne le soutiendrai pas ; mais je ne conserve pas le plus léger doute que cette altération ne soit le premier anneau de la chaîne des effets consécutifs à l'action de cette cause, et qu'elle tende ensuite par les progrès nécessaires et évidents du mal, à augmenter et à perpétuer le dérangement auquel elle doit elle-même son origine. On est fondé à en conclure que le système nerveux reçoit d'une manière quelconque la première impression de la cause morbide, et amène ensuite le sang à l'état morbide que nous avons décrit. On conçoit en effet que la diminution des fonctions des poumons, du foie et des autres organes excréteurs coexiste avec ces changements ou au moins s'établit presque en même temps ; le sang ne peut ainsi subir l'élimination des principes nuisibles qu'il contient au degré nécessaire pour que les fonctions organiques puissent continuer à s'exécuter de manière à entretenir la vie.

Les lésions qu'on constate à l'ouverture des cadavres dans les solides et les liquides de l'organisme sont les mêmes chez les naturels du pays que chez les Européens. La seule différence qu'on observe, est que chez les premiers la maladie se termine ordinairement avec rapidité, les forces de la vie étant rapidement épuisées : aussi, chez eux, l'état de congestion après la mort est-il surtout remarquable ; tandis que chez les Européens la réaction s'établit plus fréquemment, et par conséquent les apparences d'une action des capillaires sont plus évidentes chez eux que chez les naturels du pays.

Si l'on rapproche la description des lésions trouvées sur les cadavres, que vous venez de lire, de celles que les autres médecins de l'Inde ont tracées, on ne reconnaît aucune différence importante. Je pourrais donc me dispenser de vous transcrire d'autres descriptions générales de l'état des organes de ceux qui ont succombé au choléra ; mais comme cette partie de l'histoire de la maladie est du plus grand intérêt, comme il est, d'un autre côté, indispensable pour bien connaître les désordres produits dans les viscères par une maladie qu'on n'a point observée soi-même, de lire plusieurs descriptions faites par divers observateurs, il n'est pas inutile de vous communiquer encore sur ce point d'autres descriptions ; c'est d'ailleurs une autorité que j'aurai à invoquer, que celle des médecins qui ont vu la maladie dans l'Inde, moi qui ne l'ai point vue,

et qui vais cependant bientôt, d'après les documents
bien recueillis, tâcher de déterminer la nature de ce
mal épidémique.

Extrait du RAPPORT DE LA SOCIÉTÉ MÉDICALE DE MA-
DRAS SUR LES LÉSIONS QUE PRÉSENTENT LES CADAVRES
DES PERSONNES MORTES DU CHOLÉRA.

Les cadavres des Européens qui ont succombé au
choléra, présentent exactement à l'extérieur les mêmes
apparences que pendant la vie. La surface du corps est
livide, les solides sont affaissés, et la peau des mains
et des pieds est comme crispée; les cadavres ne manifestent aucune disposition à la putréfaction plus marquée qu'après une autre maladie; il ne s'échappe pas
aussi de l'abdomen ouvert, d'odeur insolite et propre à
cette affection. On ne trouve aucune trace de lésion
particulière dans les cavités des membranes séreuses, ni
dans ces membranes elles-mêmes. Les cavités pleurales,
péricardiaque et péritonéales ont été trouvées presque
constamment dans l'état naturel, et les lésions qu'on a
pu y rencontrer étaient manifestement indépendantes
du choléra. Les surfaces revêtues par des membranes
muqueuses ont au contraire présenté très généralement
des altérations morbides. Ces altérations vont être indiquées en parlant des organes auxquels ces muqueuses
appartiennent.

Les poumons sont assez souvent dans l'état sain, même
sur des sujets qui ont éprouvé avant de mourir une
grande gêne de la respiration; le plus souvent cependant, ou on les trouve gorgés d'un sang noir au point
qu'ils ont perdu leur aspect physiologique et que leur
tissu ressemble à celui du foie ou de la rate; ou bien
on les rencontre dans un état tout opposé à la conges-

tion, c'est-à-dire qu'ils sont réduits à un petit volume
et affaissés dans le fond du thorax de chaque côté, laissant la cavité de la poitrine presque vide. Ce dernier
état des organes de la respiration a frappé le docteur
Pollock, chirurgien du 33e régiment, qui n'a pu le concevoir qu'en l'attribuant au dégagement dans la cavité
thoracique d'un gaz capable de contre-balancer le poids
de l'air atmosphérique. Mais l'on a eu l'occasion d'ou-
vrir sous l'eau le thorax de sujets morts du choléra
et présentant cette disposition, et on n'a vu se dégager
aucun gaz. Comme on trouve la cavité des plèvres absolument vide, et que cette cavité n'était évidemment
pas remplie par les poumons; il semblerait que ces
viscères ont acquis un pouvoir contractile susceptible
de surpasser la pression atmosphérique. Le sang qu'on
trouve dans les poumons a toujours été rencontré très
noir. Le cœur et les gros vaisseaux sont toujours distendus par du sang, mais pas au point que pourraient
le faire croire la faiblesse de leur force d'impulsion, et
la congestion évidente du sang vers les organes profonds. La distension par le sang de l'oreillette et du
ventricule droit n'est point particulière au choléra ;
mais on a trouvé les cavités gauches remplies de sang
noir ou brun, et l'on peut considérer cette altération
morbide comme appartenant plus particulièrement à
cette maladie.

A l'ouverture de l'abdomen on ne rencontre dans la
séreuse péritonéale que peu de changement de l'état
sain. Quelquefois cependant l'engorgement morbide du
sang dans les vaisseaux des viscères abdominaux fait
naître une turgescence, une teinte livide, évidente à
leur surface extérieure. Nous y avons cependant aussi
trouvé des traces d'inflammation, spécialement sur des
sujets qui avaient long-temps langui avant de mourir.

Quelquefois tout le tube digestif est pâle, tant à l'intérieur qu'à l'extérieur.

L'estomac et les intestins conservent, en général, leur volume ordinaire ; l'épiploon n'est pas sensiblement affecté sur les cholériques. L'estomac présente, du reste, tant de variétés dans les lésions dont il est le siége, qu'il est impossible de trouver dans l'état où on le rencontre les bases d'un raisonnement sur la nature de la maladie. Il est très rarement vide ou très contracté sur les cadavres ; on ne trouve pas aussi le plus souvent de traces de contraction spasmodique du pylore ; cette contraction se rencontre cependant dans quelques cas. Les matières contenues dans l'estomac sont les substances qu'on y a ingérées avant la mort, qui n'offrent aucune altération ; quelquefois la cavité de ce viscère contient une matière trouble, verdâtre ou jaune ; des médecins ont trouvé ses parois enduites d'une couche de calomélas. On a reconnu sur les membranes gastriques des traces, soit d'inflammation, soit de congestion sanguine, tantôt dans un point, tantôt dans un autre ; les parois, au siége de ces traces de maladie, étaient comme sphacélées, épaissies, ramollies et friables. On a, en un mot, assigné tant de variétés de caractères à ces lésions depuis l'état physiologique le plus parfait jusqu'à l'état morbide le plus grave, qu'aucune d'elles ne peut jeter de lumière sur la nature de la maladie.

Le tube digestif est quelquefois affaissé, mais le plus souvent il est plus ou moins distendu par de l'air ; il est élargi en certains points de manière à former des sacs remplis d'un liquide blanchâtre, trouble, brun ou vert ; d'autres fois ce canal est spasmodiquement contracté ; ce dernier état est cependant rare. On ne trouve point dans le tube digestif de matières fécales ou d'autres excréments solides ; mais le plus communément il est rempli d'une grande quantité de fluide grisâtre ou de matière trouble, séreuse. Le duodénum, et parfois le jéjunum, ont été trouvés enduits d'un mucus adhérent, blanchâtre ou verdâtre; d'autres fois ils semblaient dé-nudés et privés de leur enduit muqueux naturel, et souvent parfaitement sains. Les traces de bile ou de substances descendues de l'estomac dans les intestins, sont excessivement rares. La congestion sanguine, et même l'inflammation active, ont été constatées plus communément dans les intestins que dans l'estomac, mais aussi s'est-il très souvent trouvé des sujets sur les-quels il n'existait pas de traces de ces lésions.

Le canal thoracique ne contient pas de chyle.

Le foie est communément mais non constamment gorgé de sang. Cet organe est très vasculaire, il faudrait donc des recherches plus attentives que celles dont il a été l'objet pour déterminer le degré de congestion dans lequel il est amené après les maladies ordinaires par la seule stase du sang après la mort, et pour le distinguer de la congestion qui a été constatée après les attaques de choléra. La vésicule du fiel contient presque toujours de la bile, et dans le plus grand nombre de cas elle en est remplie. Ce fluide est d'une couleur noire, comme il l'est d'ordinaire lorsqu'il est accumulé dans son réser-voir. Les canaux biliaires ont été trouvés dans des états très divers; les faits dans lesquels ils ont été trouvés con-tractés et imperméables semblent aussi nombreux que ceux dans lesquels on les a trouvés dans un état opposé.

La vessie urinaire est toujours vide et très contrac-tée; sa membrane muqueuse et celle des uretères sont enduites de mucus blanchâtre. On a en général cité le rétrécissement de la vessie urinaire après la mort comme une preuve d'un état de spasme considérable; il n'est cependant pas rare de trouver cette cavité également

rétrécie après la mort déterminée par d'autres maladies;
il paraît en effet être de la nature de cet organe, lorsqu'il ne contient pas d'urine, de se contracter au point
de conserver à peine une cavité.

L'état de la rate est si variable dans les conditions
morbides ordinaires des cadavres, qu'il ne peut rien indiquer comme propre au choléra. Les vaisseaux du
mésentère se trouvent en général gorgés de sang à un
degré extraordinaire.

On a fréquemment observé des traces de congestion
et même d'extravasation cérébrale, mais ces désordres
ne sont pas assez constants ni assez étendus pour exiger
une considération particulière. On a rapporté un fait
dans lequel la moelle épinière a été examinée, et dans
lequel on a trouvé des traces d'une violente inflammation dans ses membranes, mais il s'agissait d'un choléra
avec un certain degré de complication. [1]

Vous trouverez peut-être que j'ai donné déjà beaucoup d'extension aux extraits que je vous ai présentés
sur les altérations qui se rencontrent à l'ouverture
des cadavres de ceux qui succombent au choléra.
Je veux cependant vous montrer encore par d'autres
extraits sur ce point important de l'histoire de cette
maladie, l'unanimité remarquable qui règne entre tous
les observateurs sur les désordres que cette maladie
détermine dans les viscères; dans un temps où l'on
attache tant d'importance à l'anatomie pathologique,
on regarderait comme une maladie inconnue celle
dont l'histoire serait séparée de la description complète de toutes les lésions que présentent les cadavres,
surtout quand ces lésions sont constantes. Je terminerai

[1] *Report of the Madras medical Board by D.* Scot, p. xxxii-xxxiv.

cependant ce que je veux faire passer sous vos yeux de cette partie de l'histoire de la maladie, par un seul extrait, qui sera la traduction textuelle d'un chapitre d'un livre bien fait, publié sur le choléra-morbus de l'Inde, par un médecin militaire, qui l'a observé dans l'armée anglaise dans ce pays. Vous jugerez probablement, comme je l'ai fait, les faits qu'il contient dignes du plus grand intérêt, par cela même qu'ils sont le résumé des observations de plusieurs praticiens par l'autorité desquels l'auteur a fortifié ses propres observations.

HISTOIRE DES DÉSORDRES CONSTATÉS A L'OUVERTURE DES CADAVRES DES PERSONNES MORTES DU CHOLÉRA, *extraite de l'ouvrage de M. ORTON; par le docteur SEARLE, qui la présente comme confirmée par sa propre expérience.* [1]

Les désordres que j'ai observés à l'ouverture des cadavres de ceux qui ont succombé au choléra dans un grand nombre de cas, sont presque toujours les suivants :

Les cadavres offrent sur des parties variables, mais surtout sur les extrémités, une teinte bleue, brune ou livide de la surface du corps. Cette teinte semble plus marquée sur les sujets sanguins et robustes; et dans les cas où la terminaison funeste se fait le moins attendre, le sang tiré, soit des veines, soit des artères, est d'une couleur extraordinairement brune et pourprée.

Les organes profonds sont en général très gorgés de sang; cet état de congestion se remarque particulièrement dans les veines du mésentère, de l'estomac et dans les poumons.

Des plaques étendues de couleur pourprée se trouvent dans l'estomac, et sont ordinairement confinées à sa

---

[1] *Cholera, its nature, cause and treatment, by Charles Searle.* Chap. II, p. 27.

membrane interne. De semblables plaques se remarquent aussi dans les intestins, et y sont plus apparentes sur leur surface interne, bien qu'elles se découvrent d'une manière plus évidente que dans l'estomac par la surface externe de ces organes. On les trouve aussi beaucoup plus marquées dans les intestins grêles que dans les gros intestins.

L'estomac contient les substances qu'on y a ingérées quelques heures avant la mort en quantité considérable et peu altérées dans leur aspect et même dans l'odeur qui leur est propre. On trouve fréquemment du calomélas, déposé par les liquides contenus dans l'estomac, et adhérent sur différents points de la muqueuse gastrique. Les intestins sont presque entièrement vides. Les matières qu'ils contiennent ne sont pas ordinairement colorées par la bile; elles consistent particulièrement en un mucus trouble, blanchâtre, ressemblant à de l'eau de gruau ou d'orge épaisse, légèrement troublée par l'addition du lait. De grandes portions du tube digestif, et particulièrement des gros intestins, sont contractées au point qu'on ne peut introduire le doigt dans leur cavité.

La vésicule du fiel contient la quantité ordinaire de bile, qui s'y rencontre sans aucune altération. Les canaux bilifères sont perméables, et la bile passe aisément dans le duodénum lorsqu'on comprime la vésicule.

La vessie est dans presque tous les cas contractée au point d'offrir le volume d'un œuf de poule sans contenir une goutte d'urine.

Les veines du cerveau sont très gorgées de sang noir. Les petites artères de la dure-mère et des membranes cérébrales sont fréquemment injectées. J'ai même appris qu'on avait quelquefois trouvé du sang extravasé en quantité considérable à la surface du cerveau.

M. Annesley, chirurgien de l'hôpital général de Madras, a observé les traces de la maladie sur un grand nombre de cadavres. Sur un Indien qui était en voie de guérison d'une amputation et qui périt du choléra en quelques heures, il a reconnu à la dissection les altérations suivantes : les intestins grêles semblaient ramollis en plusieurs points, et d'une couleur de chair ou d'un brun cramoisi ; ils étaient distendus par des gaz et présentaient des marques évidentes de congestion considérable ; l'estomac offrait des traces semblables de congestion ou de suffusion ; le colon était contracté, mais n'était le siége d'aucune congestion ou changement de couleur. Les deux poumons étaient affaissés et condensés, d'une couleur brune ; ils ressemblaient à des masses de chair meurtrie ; ils saignaient abondamment sous l'instrument qui les divisait. Le cœur contenait du sang noir dans toutes ses cavités. Les artères et les veines des méninges étaient excessivement engorgées dans leurs troncs et dans leurs branches sur la partie antérieure des deux hémisphères cérébraux ; on y reconnaissait la trace d'une action artérielle considérable : les branches artérielles qui rampent sur cette partie du cerveau étaient considérablement injectées par du sang rouge. Les grosses veines de la même partie étaient également très gorgées de sang noir, et sur le lobe moyen de chaque hémisphère se trouvait une couche gélatineuse extravasée, comme si cette partie du cerveau avait été le siége d'une violente contusion. Six onces de liquide aqueux étaient extravasées entre les membranes. Il y avait aussi un épanchement dans la cavité cérébelleuse et au bulbe rachidien ; tous les vaisseaux qui entouraient le cervelet étaient dans un état de turgescence considérable.

Sur un autre sujet, qui périt au bout de dix-huit

heures, on trouva des désordres semblables en général à ceux constatés sur le sujet de l'observation précédente ; mais toute la membrane interne de l'estomac était d'une couleur noirâtre, comme si du sang avait été extravasé en quantité considérable entre les membranes. Le cerveau et les poumons étaient comme dans le cadavre de l'observation précédente. Dans plusieurs dissections successives, les altérations furent si constamment les mêmes, que M. Annesley n'a plus jugé nécessaire de les décrire spécialement. Les faits que nous venons de lui emprunter suffisent pour faire connaître toutes les altérations que présentent les cadavres de ceux qui ont succombé au choléra ; l'épanchement séreux encéphalique n'a cependant pas été en général observé à un aussi haut degré que chez le sujet de la première observation.

« Dans une circulaire adressée par la Société médicale de Madras, à la première apparition de l'épidémie dans cet établissement, pour faire connaître et distinguer cette maladie, et tracer les règles à suivre dans son traitement, les désordres reconnus à l'ouverture des corps qui ont été signalés, sont l'inflammation et la congestion du sang sur l'estomac et les intestins et sur les autres viscères de l'abdomen, et même sur le cerveau ; la contraction de la vessie urinaire. Dans un cas, on a trouvé l'estomac et les intestins enflammés, et leur texture tellement altérée qu'ils se déchiraient au toucher par la plus légère pression. Le duodénum était remarquablement dur et contracté.

« La Société médicale du Bengale a aussi observé les altérations déjà décrites sur les cadavres des personnes mortes du choléra : savoir, la congestion excessive des veines profondes, l'inflammation et l'épanchement de lymphe coagulable.

« Le docteur Burrell a trouvé le foie d'une couleur brunâtre, distendu par le sang, et la vésicule du fiel remplie de bile, la rate d'une couleur bleue très foncée. L'épiploon enflammé et les veines engorgées dans toutes ses parties, les petites artères intestinales d'un rouge vif, le colon contracté sur toute sa longueur, au point de ne pas dépasser le diamètre du doigt du milieu, et son calibre tellement diminué qu'on ne pouvait y introduire le manche d'un scalpel.

« Les veines de l'estomac ont plus spécialement fixé notre attention, dit le docteur Burrell : sur la grande courbure de ce viscère, elles étaient d'un volume intermédiaire à celui d'une plume de corbeau et d'une plume ordinaire. Ces vaisseaux engorgés étaient plus apparents à l'intérieur de l'organe. L'injection poussée avec le plus de force, n'aurait pu remplir plus complétement ces vaisseaux : les vaisseaux mésentériques aussi bien que les vaisseaux de chaque autre membrane interne, devaient à cet état d'injection l'apparence qu'ils auraient acquise par une exagération ancienne de leur action. Les poumons étaient noirs et engorgés par le sang : c'est probablement à cet état qu'il faut attribuer la respiration stertoreuse et pénible qui se manifeste dans presque tous les cas où la maladie devient fatale. »

« M. Whyte, sur un individu mort après dix-neuf heures de maladie, trouva le foie augmenté de volume, et engorgé par le sang. La vésicule du fiel était assez pleine ainsi que l'estomac. Ce viscère était d'ailleurs d'une teinte si brune, qu'à un examen superficiel, on l'eût cru dans un état de gangrène. Les intestins grêles étaient dans le même état, et on eût été aisément entraîné à commettre pour eux la même méprise ; mais leurs parois, comme celles de l'estomac, étaient parfaitement solides. Le colon était contracté au point de ne pas excéder le volume du doigt ; il était pâle. M. Whyte considère cette teinte noire de l'estomac et des intestins comme provenant de la distension de leurs petites veines, et il décrit aussi l'excessive turgescence des grosses veines indiquée par le docteur Burrell. Les poumons ont été trouvés d'une couleur plus brune que dans l'état naturel et approchant de celle du foie ; la vessie était vide.

« Sur un autre individu mort au bout de trente-huit heures de maladie, et qui avait passé dans le coma les vingt-quatre dernières heures de sa vie, la même couleur brune de l'estomac existait ; mais il n'y avait pas de distension des grosses veines. « Une partie de l'iléum, d'une longueur d'environ dix-huit pouces, terminée à la valvule cœcale, était, ainsi que le mésentère correspondant, parfaitement noire et semblait gangrénée. Le colon dans toute son étendue était plus affecté que l'estomac ou les intestins grêles, quoiqu'il le fût cependant moins que les parties d'iléum dont nous venons de parler. Ses membranes semblaient dans un état intermédiaire à la congestion veineuse et à l'inflammation artérielle. Sa couleur et son apparence, comme celles du mésocolon, étaient de cette nature mixte que je ne connais pas de meilleur moyen de faire concevoir que d'exprimer l'idée que je m'en suis faite : savoir, que, dans cet état morbide, l'état de congestion passe fréquemment à celui de phlegmasie. »

« Après l'enlèvement du crâne, on eût dit que la dure-mère était enflammée. Les troncs des gros vaisseaux sanguins se voyaient distinctement au travers de cette membrane ; après qu'elle fut enlevée ils se présentaient en un réseau très brun. Les veines de la dure-mère étaient distendues comme si elles étaient prêtes à se rompre, et elles se distribuaient dans toutes les direc-

tions entre les circonvolutions supérieures de l'hémisphère. Cet engorgement vasculaire était bien suffisant
pour expliquer le coma dans lequel le malade avait été
plongé. On voyait aussi plusieurs artérioles engorgées,
mais il ne paraissait pas qu'il y en eût plus que dans
l'état ordinaire. Certainement elles n'étaient pas assez
nombreuses pour nous autoriser à considérer cette
membrane comme enflammée; il n'y avait pas de sérosité
dans les ventricules. »

M. Craw trouva à l'ouverture du corps d'un sujet
mort après dix-huit heures de maladie : « les vaisseaux
de l'estomac, du duodénum et de tout le canal alimentaire, ainsi que ceux du mésentère, du foie, et des
poumons, gorgés et distendus par le sang à un degré extraordinaire. Plusieurs veines, particulièrement celles
de l'estomac et du mésentère, étaient aussi grosses que
des plumes de corbeau. Les plus petites ramifications
artérielles étaient aussi distendues, et présentaient toute
l'apparence d'une inflammation générale et d'une congestion veineuse. L'arc du colon était très contracté. »

« Un autre malade avait présenté des symptômes de
coma, et un grand désordre des fonctions cérébrales,
avec beaucoup d'anxiété, bientôt suivie d'une grande
gêne dans la respiration ; les mains, les bras et les extrémités inférieures, devinrent froids, tandis que le reste
du corps conservait sa température naturelle. On eut
recours aux plus puissants stimulants; des vésicatoires
furent appliqués à l'épigastre et des sangsues aux tem-
pes : la déplétion sanguine, qu'elles opérèrent, ne fut
point avantageuse : le malade succomba. Nous trou-
vâmes à la dissection du cadavre la même congestion
sanguine dans les viscères abdominaux et thoraciques
que sur le sujet précédent ; mais il existait en outre de
larges plaques de sang extravasé, en différents points

du tube digestif, et en d'autres points des apparences prononcées d'une augmentation de l'action artérielle. Une large portion de l'iléum et du colon était complétement gangrénée. Les symptômes que le malade avait présentés indiquaient une affection cérébrale, les traces qui se rencontrèrent, après l'enlèvement du crâne, convainquirent de son existence. Le plus habile anatomiste ne serait pas parvenu à injecter la millionième partie des vaisseaux, qui se ramifiaient sur les membranes et à la surface du cerveau; on aurait dit que toutes ces parties n'étaient qu'une masse de vaisseaux sanguins. Chaque petite branche semblait si distendue et tellement gorgée, qu'une goutte de sang de plus, l'aurait rompue. Il n'y avait de fluide épanché, ni à la surface du cerveau, ni dans les ventricules. Ainsi dans l'espace de vingt ou trente heures, non seulement il s'était formé une vraie maladie congestive, mais même une inflammation, et la gangrène s'était établie. » M. Craw ajoute que « tous ces malades ont succombé dans le coma. »

« Dans l'excellent ouvrage duquel ces extraits sont tirés (*le Rapport de la Société du Bengale*), on trouve encore plusieurs descriptions de désordres constatés à l'ouverture des cadavres; mais ces désordres sont tellement semblables à ceux déjà décrits qu'il est inutile de les présenter en détail. J'ai consulté plusieurs observations sur des dissections recueillies par des médecins de la même colonie, qui ont constaté les mêmes altérations morbides. On a quelquefois trouvé des traces d'inflammation du foie, et dans quelques cas on a constaté aussi des désordres de même nature dans le cœur et les poumons, l'inflammation ordinaire de l'estomac et des intestins est évidemment au moindre degré dans les cas où la mort est survenue le plus rapidement;

mais aussi sur tous ceux qui n'ont succombé qu'au bout de quelques jours, cette inflammation a été constamment trouvée à un très haut degré.

Les conséquences les plus importantes découlent évidemment de ces observations; elles se réunissent toutes pour établir que tous les organes internes sont le siége d'un haut degré de congestion veineuse; elles prouvent toutes une tendance universelle à l'inflammation qui a déjà été fréquemment signalée. »

Les maladies se caractérisent par l'ensemble des phénomènes que détermine leur présence ; les résultats des ouvertures des cadavres viennent ensuite, pour un assez grand nombre d'états morbides, s'ajouter aux signes diagnostiques pour caractériser d'une manière tranchée la maladie et quelquefois pour permettre d'en déterminer la nature. Pour le choléra-morbus épidémique de l'Inde, on a réuni les signes puisés à ces deux sources d'observations, l'unanimité qui existe entre tous les praticiens dignes de foi qui ont étudié cette maladie sur tout ce qui constitue son diagnostic, autorise à tirer avec confiance parti de leurs observations. Sans les résumer en ce qu'elles ont de commun, votre esprit le fait aisément à la lecture de cette Lettre, je me propose d'établir :

1°. Que le choléra-morbus de l'Inde est connu depuis long-temps dans cette contrée; qu'il y est habituellement sporadique, très fréquemment endémique en plusieurs lieux et, dans certaines années, par certaines circonstances, épidémique, comme il l'a été depuis quinze ans.

2°. Qu'il ne diffère pas essentiellement du choléra-morbus connu des anciens et de celui qu'on observe, tantôt sporadiquement, tantôt épidémiquement, en Europe.

Les plus anciens livres de l'Inde font mention de maladies qui semblent avoir beaucoup d'analogie , si elles ne sont identiques, avec le choléra-morbus. Dans le *Chintamani*, livre antique que l'on attribue à Dhanwantari, personnage mythologique qui occupe dans la cosmogonie des Hindous la place que les Grecs ont donnée à Esculape dans la leur, se trouve décrite , sous le nom de *sitanga* , une maladie du genre des affections spasmodiques (*sannipata*), qui présente les caractères suivants : « Frisson, froid sur tout le corps, toux, respiration pé-« nible , hoquet, douleurs dans tout le corps , vomis-« sements, soif, défaillances, évacuations alvines con-« sidérables, tremblements dans les membres. » Cette maladie a de la ressemblance avec le choléra dont elle diffère cependant par quelques symptômes. Il en est de même de la maladie suivante, décrite aussi dans le *Chintamani,* sous le nom de *vidhuma vishuchi :* « Obscurcissement de la vue dans les deux yeux, sueur, « évanouissement subit, perte de l'intelligence, déran-« gement des sens internes et externes, douleur dans « les genoux et dans les mollets, douleurs de coliques , « soif excessive , excrétions faibles de matières bilieuses « et de flatuosités, froid des mains, des pieds et de tout « le corps. Lorsque le vishuchi, ajoute l'auteur, est « joint aux vomissements et aux évacuations alvines, « il détermine immédiatement la mort. » Je ne donne pas à ces rapprochements plus d'importance qu'ils n'en méritent. Il est évident que les maladies décrites par l'ancien auteur du livre que j'ai cité, pourraient tout aussi bien se rapporter à d'autres affections graves de l'abdomen. Je remarque cependant la gravité extrême que présentent ces maladies et qui les caractérise, les désordres des fonctions digestives, et j'en conclus sans crainte d'erreur que l'on a observé dans l'Inde, dès la plus haute antiquité, des maladies abdominales de la plus grande intensité. J'ai puisé les citations du *Chintamani*, que je viens de vous rapporter, dans une lettre d'un savant très versé dans la littérature des Hindous, insérée dans le n° du 2 janvier 1819 du *Courrier de Madras*.

Arrivant à des époques plus modernes, mais aussi mieux connues, je trouve dans Bontius, qui observait, en 1629, dans la colonie insalubre de Batavia, une description du choléra, qu'il met au nombre des maladies endémiques les plus fréquentes de ce pays. « Cette « maladie, qui consiste dans l'expulsion abondante, con- « tinuelle, par la bouche et par l'anus, de matières bi- « lieuses irritant l'estomac et les intestins, est, dit-il, « des plus aiguës; aussi exige-t-elle l'application immé- « diate des moyens de traitement..... Elle s'annonce par « le pouls faible, la respiration difficile, le froid des « extrémités, une chaleur intense à l'extérieur, avec soif « insatiable; insomnie, agitation et anxiété extrêmes « de tout le corps. Lorsqu'à ces accidents se joint une « abondante sueur fétide et froide, la mort ne tarde « pas à arriver. » A cette description générale incom- plète, mais suffisante pour indiquer la maladie, Bon- tius ajoute : « Les évacuations excessives du cho- « léra épuisent bientôt les esprits animaux : le cœur, « cette source de la chaleur et de la vie, est paralysé « par les effluves putrides. Ceux qui sont atteints de « choléra périssent en général, et si rapidement, que la « maladie ne dure au plus que vingt-quatre heures. « Cornélius Van-Royen, intendant de l'hôpital des ma- « lades, était en parfaite santé à six heures du soir; il « fut subitement pris du choléra, et périt avant minuit « dans les convulsions et une agonie terrible. La vio- « lence et la rapidité des accidents ne purent être vain- « cues par la puissance des remèdes. »

Le docteur Curtis, dans son ouvrage sur les maladies de l'Inde, rapporte une lettre datée de Madras, le 12 février 1774, écrite par le docteur Paisley, dans laquelle ce médecin lui dit : « Je ne puis douter que les circon-
« stances dans lesquelles se trouve l'armée ne contri-
« buent à la fréquence et à l'intensité des attaques de
« cette maladie dangereuse, qui n'est, comme vous
« l'avez bien reconnu, que le vrai choléra-morbus, le
« même dont les soldats étaient affectés à Trincomalée.
« Elle est souvent épidémique parmi les noirs, qui en
« périssent rapidement, parce que leur constitution af-
« faiblie ne peut supporter les effets des évacuations
« subites, ni l'action trop puissante de la bile malade.
« Pendant ma première campagne dans ce pays, cette
« maladie fit des ravages horribles sur les noirs, et cin-
« quante Européens en furent atteints. J'en ai observé
« depuis des cas isolés dont plusieurs sont devenus
« très dangereux et funestes. Ces affections prove-
« naient de l'altération de la bile troublée dans sa sé-
« crétion par diverses causes, ou par les émétiques ou
« les purgatifs intempestivement administrés. Lorsque
« le choléra-morbus est épidémique dans ces contrées,
« il constitue absolument une maladie produite par la
« bile altérée à un haut degré, agissant sur tout le sys-
« tème comme un poison : les résultats immédiats de
« cette action sont une subite prostration des forces et
« des spasmes sur toute la surface du corps. »

Cette lettre montre que le choléra-morbus régnait en 1774 dans l'armée anglaise dans l'Inde, et qu'il y était épidémique parmi les soldats campés dans différents lieux tandis qu'il épargnait les troupes qui occupaient d'autres parties plus salubres du pays. C'est ce qui est arrivé depuis 1817, où nous voyons, d'après le docteur Annesley, que des divisions de l'armée auglaise étaient décimées par cette maladie dans certaines localités, et qu'il suffisait de les changer de garnison pour les en préserver.

Curtis a désigné le choléra-morbus de l'Inde par un mot qui se trouve aussi dans Lind pour indiquer cette terrible maladie. « Le choléra-morbus, dit-il, est appelé « généralement ici *mordechin* », dénomination vulgaire dont on a fait en Europe, par altération de prononciation ou d'orthographe, *mort-de-chien.*

Dans son *Essai sur les maladies des Européens dans les pays chauds*, qui a été publié en 1780, et dont la traduction française, par Thion de la Chaume, a paru en 1784, Lind n'entre pas sur le choléra-morbus dans des détails étendus. Il en dit cependant assez pour désigner, sans équivoque, le véritable choléra-morbus, dont il fait, avec raison, une maladie de même nature que la dysenterie. « S'il y a choléra-morbus, dit-il; si la « dysenterie s'annonce avec de fortes envies de vomir, « ou des vomissements considérables, il faut d'autres « remèdes. » La fréquence de la maladie dans l'Inde est indiquée par une simple note au commencement de la deuxième section du premier chapitre de la troisième partie de son ouvrage. « Cette maladie, dit-il, est *com-« mune et très dangereuse* dans les Indes-Orientales. »

Sonnerat, dans la *Relation de ses voyages dans l'Inde de 1774 à 1781*, rapporte que le choléra régnait à la côte de Coromandel, et qu'il y avait pris un caractère épidémique et une malignité des plus graves. Il attribue la manifestation de cette maladie à des causes agissant spécialement sur les individus. « Les uns, dit-il, « furent attaqués de la maladie pour avoir dormi en « plein air; d'autres pour avoir mangé du riz froid « avec du lait caillé; mais le plus grand nombre pour « avoir mangé après s'être baignés et lavés dans l'eau

« froide. Cette maladie épidémique arriva pendant le
« règne des vents du nord en décembre, janvier et fé-
« vrier; lorsque ces vents cessèrent, l'épidémie dis-
« parut. »

Un des documents qui prouvent le mieux que le choléra épidémique dans l'Inde n'est rien moins qu'une
maladie nouvelle pour cette contrée, est une lettre du
gouvernement suprême de l'Inde à la cour des directeurs, du 27 avril 1781, qui se trouve dans le rapport
de la Société médicale du Bengale [1]. Ce document, qui
confirme ce que Sonnerat a consigné dans la relation
de son voyage, nous apprend que cinq mille hommes,
sous les ordres du colonel Pearse, se rendirent au
printemps de l'année 1781 à l'armée du général Eyre
Coote, qui se trouvait sur le bord de la mer, entre
Ganja et Chicacole. Il paraîtrait qu'une maladie semblable au choléra régnait dans cette contrée dès avant
l'arrivée de ces troupes. Elles arrivèrent à Ganja le
22 mars. Les soldats y furent attaqués par la maladie
avec une violence inconcevable. Des hommes en parfaite santé périssaient par douzaines. En moins d'une
heure, ils étaient généralement morts, ou hors de tout
espoir de guérison. « *Tous avaient des spasmes des plus*
« *douloureux aux extrémités et au corps; tous étaient*
« *épuisés par des vomissements ou des évacuations al-*
« *vines.* » Sans compter ceux qui périrent, cinq cents
entrèrent ce jour-là à l'hôpital. Les deux jours suivants, la maladie continua avec la même fureur : plus
de la moitié de l'armée en fut affectée. Le com-
mandant voulut aller plus loin, espérant trouver un
lieu plus salubre; mais il lui fut impossible de le
faire; presque tous les conducteurs de transports du

[1] Préface, p. xx.

camp avaient déserté ; et quoique l'on eût laissé en ar-
rière la plus grande partie des magasins, on manquait
de convois pour transporter les malades ; l'armée était
dans la plus affreuse position. « La mort, dit le colo-
« nel Pearse, ravageait le camp avec une fureur hor-
« rible qu'on ne peut décrire ; tous s'attendaient à pé-
« rir de la maladie. Je cherchai en vain à découvrir la
« cause de ce fléau, je l'attribuai d'abord au poison ;
« mais je reconnus ensuite que c'était une maladie qui
« dévastait tout le pays que nous avions traversé, et
« qu'une partie de notre camp était déjà infectée par les
« morts. » On laissa des morts sur toute la route ; la division fut dispersée dans un espace de plus de trente
milles. Il y avait alors onze cents quarante-trois malades à l'hôpital. On se détermina cependant à s'arrêter
quelques jours à Itchapore. Les habitants abandon-
nèrent une partie de la ville pour loger les troupes.
Les heureux effets de ce séjour se firent immédiatement sentir ; les morts furent moins fréquentes, et on
ne reçut plus de nouveaux malades. Le 29, le nombre
des malades était réduit à neuf cent huit, et au commencement du mois suivant, l'armée put se remettre
en marche, laissant derrière elle environ trois cents
convalescents. On n'a pas l'état exact du nombre des
morts, mais, au rapport de ceux qui se trouvaient
avec ce détachement, il n'a pas été au-dessous de sept
cents. Dans cette épidémie, comme dans les épidémies
récentes, la maladie attaqua d'abord les hommes de la
suite de l'armée, ensuite les Cipayes : les Européens
furent les derniers affectés ; peu d'officiers furent malades, et un seul périt.

Cette maladie était tout-à-fait inconnue de toute
l'armée : on l'attribua d'abord à la fatigue et à la vie
irrégulière que menaient les troupes, et enfin on y

vit l'effet d'un poison dont on trouvait beaucoup d'apparence dans les cadavres de ceux qui succombaient. On découvrit que les naturels de ce pays se servaient d'une euphorbe au lieu de savon en lavant, et que les soldats buvaient l'eau des étangs imprégnés de cette substance; mais lorsqu'on eut reconnu que la maladie ne diminuait pas malgré les précautions prises pour éviter l'action de cette cause, on se trouva amené à l'attribuer, avec plus de raison, aux eaux de pluie fangeuses, et aux vicissitudes atmosphériques jointes à la situation particulière des troupes; elles avaient presque continuellement marché pendant six jours dans le sable et l'eau salée; elles étaient si fatiguées qu'à peine pouvaient-elles continuer à marcher. Un vent violent soufflait nuit et jour sur cette côte; et quoique ce vent fût plus faible pendant la nuit, il était alors accompagné d'une humidité si pénétrante, qu'elle traversait les vêtements du drap le plus épais. Les soldats n'étaient d'ailleurs pas dans des conditions favorables pour résister à l'inclémence de la saison. Ils n'avaient point de tentes, et à peine si quelques hommes possédaient même des couvertures pour se mettre à l'abri dans leurs bivouacs. On marchait ordinairement la nuit, et quelques uns furent malades pour s'être couchés sans précaution, ayant chaud, et pour s'être endormis exposés à l'influence de l'atmosphère humide et insalubre.

Le choléra-morbus, à l'époque où il attaqua si cruellement la division du colonel Pearse, ne régnait pas seulement, comme maladie endémique, dans le district de Chicacole, de la province d'Orixa, que traversait cette division; la lettre du gouvernement de l'Inde à la cour des directeurs a soin d'en avertir, et de dire que cette maladie s'est propagée d'un lieu à un autre, à la

manière des épidémies. « La maladie dont nous parlons,
« ajoute cette lettre, n'est pas restée confinée dans le
« pays qui environne Ganja; elle s'est ensuite dirigée
« vers cette place (Calcutta), et, après avoir surtout
« affecté les habitants indigènes au point d'occasionner
« une grande mortalité pendant une période de quinze
« jours, elle a maintenant généralement cessé, et elle
« poursuit sa course vers le nord. » La relation de Sonnerat se trouve d'accord avec cette lettre, dont le con-
tenu est d'ailleurs aussi confirmé par ce que dit Girdles-
ton. Cet auteur, dans son *Essai sur les affections spasmodiques qui règnent dans l'Inde*, établit comme Curtis
l'existence ordinaire du choléra, soit sporadique, soit
même endémique dans beaucoup de points malsains de
ce pays. Il considère comme épidémique, et ayant régné
avec une intensité et une fréquence insolite, le choléra des années 1781 et 1782, qu'il attribue cependant aux saisons, à l'influence du climat et aux circonstances dans lesquelles se sont trouvés ceux qui ont été
atteints de cette maladie.

Curtis rapporte qu'en mai 1782, le vaisseau sur lequel il servait, *le Cheval marin*, arriva à Trincomalée,
dans l'île de Ceylan, et qu'il fut informé, par le chirurgien, « que le *mordechin*, ou la crampe, avait été très
« fréquent et mortel parmi les marins, tant à l'hôpital
« qu'à bord de quelques uns des vaisseaux, particulière-
« ment sur *le Hero* et *le Superbe*. *Le Cheval marin* n'eut
« point de malades jusqu'au 21 juin, mais il en eut huit
« du 21 au 25. »

Un fait d'une grande importance dans l'histoire du
choléra-morbus épidémique, est la manifestation et la
propagation de cette maladie parmi les hommes accu-
mulés, et par les rassemblements d'hommes se transportant d'un lieu à un autre. Je ne tirerai pas avec vous,

quant à présent, toutes les conséquences de ce fait ; mais j'insisterai cependant sur cette circonstance de l'étiologie de cette maladie épidémique, parce qu'on s'en est servi pour la déclarer tout-à-fait, ou au moins presque indépendante des influences de localité ; et, d'un autre côté, pour la présenter comme étant, par cette circonstance même, une maladie essentiellement différente du choléra ordinairement observé dans l'Inde et dans les pays chauds, et dont tous les observateurs ont parlé. Voici, à cet égard, un des faits les plus remarquables, que j'extrais du rapport du Bengale : [1]

« Nos lecteurs n'ignorent pas que Hurdward, lieu où les eaux du Gange descendent des montagnes dans la plaine, est un lieu sacré pour les Hindous : chaque année à la pleine lune d'avril, et plus spécialement à cette époque de chaque douzième année, un immense concours de peuple s'assemble en ce lieu pour se baigner dans l'eau sacrée du fleuve. L'année 1783 fut une des douzièmes années qu'on considéra comme la plus heureuse. La quantité de pèlerins réunis à Hurdward fut extraordinaire ; on n'en estima pas le nombre à moins de un à deux millions. L'usage des pèlerins est de rester sur le bord du fleuve ; ils y passent la nuit, à peine ou même nullement abrités. Plusieurs se rassemblent à l'abri d'une seule couverture tendue comme une banne. La température est très variable, les jours sont chauds et les nuits sont froides et accompagnées d'épaisses rosées. Il y a des coups de vent très froids qui viennent des ouvertures des montagnes. Ces causes suffirent pour produire le choléra, qui se manifesta dès le commencement de la cérémonie, et régna avec une telle force, que l'on assure qu'en moins de huit jours il fit

[1] Préface, p. xvj.

périr au-delà de vingt mille personnes, mais la maladie fut tellement confinée, qu'elle ne s'étendit pas au village de Juwalapore, qui n'est éloigné que de sept milles; elle cessa immédiatement avec la fin du rassemblement d'hommes le dernier jour de la fête. »

Il s'est, comme vous le voyez, passé bien peu d'années dans la dernière moitié du dix-huitième siècle sans qu'on ait observé le choléra-morbus dans l'Inde, toujours plus ou moins lié dans son développement à des circonstances locales, et le plus ordinairement épidémiques. Les deux dernières épidémies de cette période séculaire ou peut-être les deux dernières périodes de l'épidémie de choléra qui avait commencé dans l'archipel indien vers 1774, et qui aient été recueillies, sont l'épidémie cholérique d'Arcot en 1787, et celle de Manikpatam de 1790. Le docteur Duffin a décrit la première dans une lettre adressée au docteur Anderson, qui se trouve rapportée dans le rapport de la Société de Médecine de Madras. Il est parlé succinctement de la dernière dans le rapport du Bengale. [1]

Epidémie d'Arcot. — « L'atmosphère fut constamment humide et chaude à Arcot [2] pendant tout le mois de septembre 1787. Il y avait chaque soir d'épais brouillards avec des exhalaisons putrides qui s'élevaient des immondices dont cette ville est infectée. Tous les matins d'abondantes rosées froides dérangeaient la transpiration insensible. Toutes ces causes eurent, sans doute, pour résultat de porter le trouble dans toutes les sécrétions. Les miasmes atmosphériques exercent une

---

[1] Préface, p. xxiij.

[2] Arcot ou Arcate, capitale de la province de Carnate au sud de la province de Golconde, sur la côte de Coromandel et à l'ouest de Pondichéry.

grande influence sur les voies digestives, et occasion-
nent en général l'anorexie et le dérangement des di-
gestions. C'est dans ces circonstances que des excès,
soit dans les boissons, soit dans l'ingestion des aliments, ou l'usage d'aliments ou de boissons mal saines,
déterminent souvent le choléra. Les soldats et les indigènes sont plus sujets à cette maladie à cause de leur
manière de vivre, que les officiers, dont le régime et les
logements sont plus sains. Nous avons cependant acquis
la conviction par l'expérience que telle a été cette année l'influence de l'air à Arcot, que toutes les précautions ont été inutiles pour se garantir de l'infection.
Lorsque j'ai visité cette place, je recommandai de sous-
traire les malades et l'eau potable à l'influence des
miasmes délétères. Les symptômes que j'observai étaient
généralement ceux que cette maladie m'a toujours présentés. Je remarquai seulement que la violence des
spasmes était plus grande selon les forces vitales des
malades et la quantité de matière corrompue qui se
trouvait dans les premières voies. La maladie débutait
en général par des nausées, des alternatives fréquentes
de chaleur et de frisson, de la sécheresse à la peau, et
une sensation incommode d'engourdissement dont les
malades se plaignaient dans différentes parties du corps.
Dès-lors survenaient des sueurs froides, de violentes
coliques et de fréquentes excrétions alvines bilieuses.
Les matières excrétées avaient l'apparence de la levure
de bière ; elles avaient une odeur fétide : des vomissements survenaient ; ils étaient souvent bilieux, et
d'autres fois les matières excrétées ne paraissaient être
que des liquides ingérés par les boissons ; la soif était
intense ; il y avait de l'oppression aux hypochondres,
et de la gêne dans la respiration. Fréquemment les spasmes commençaient dès l'invasion, quoique ordinaire-

ment ils ne se manifestassent qu'à mesure que la maladie faisait des progrès ; ils affectaient en général les extrémités inférieures ; ils s'étendaient ensuite aux muscles abdominaux, et enfin à tout le corps. Le pouls dès le début de la maladie perdait sa force, et bientôt ne pouvait qu'à peine être senti. Une sueur froide et visqueuse couvrait tout le corps, qui prenait en même temps une teinte livide ; les traits étaient décomposés, les yeux enfoncés, et la voix si faible, qu'à peine pouvait-elle être entendue ; les déjections étaient excessives : la langue était en général humide jusque vers la fin de la maladie ; elle devenait alors sèche et fuligineuse ; l'urine était généralement pâle, rendue en très petite quantité. Les vomissements violents et les évacuations putrides montraient qu'il existait dans le canal digestif une matière morbide, dont la nature était de déterminer des efforts d'expulsion, et jusqu'à ce que cette expulsion fût opérée, on ne pouvait guère administrer d'antispasmodiques et de cordiaux que pour soutenir le malade pendant ces évacuations. Comme cordial, le vin chaud me parut le meilleur remède à administrer. Les bains chauds furent de l'usage le plus avantageux, on leur joignait des frictions et des fomentations : on entretenait la chaleur avec des vases remplis d'eau chaude ; des lavements purgatifs furent aussi très utiles. »

L'épidémie d'Arcot s'étendit à Vellore, qui n'en est distant que de quatre lieues. M. Thompson fut envoyé dans ces villes pour rechercher les causes qui faisaient que cette année 1787, le choléra régnait dans ce district d'Arcate, avec une intensité et une étendue insolites. Il fit un rapport dans lequel il déclare que « le « choléra d'Arcate était exactement le même que celui « qui avait régné à Trincomalée dans les mois d'avril

« et de mai 1782, dans une saison à la fois très chaude
« et froide, et pendant le règne de vents de terre à
« quelques lieues de la mer : l'état de l'atmosphère est
« ici, disait le docteur Thompson, tel que je l'ai observé
« à Trincomalée. »

Il manque à cette indication de l'épidémie cholérique d'Arcot des détails d'une grande importance. On
regrette surtout de n'y trouver aucun renseignement
sur la durée ordinaire de la maladie, et sur les résultats de cette épidémie. Mais la nature du mal est trop
évidente par les caractères énoncés pour qu'il puisse
rester quelque doute que c'est bien un choléra-morbus
qui ne paraît pas différer du choléra actuel qui s'est développé dans cette ville en 1787, en apparence, par
l'action de causes locales.

Epidémie de Manikpatam. — « Un détachement de
troupes bengalaises, sous les ordres du colonel Cockerell, fut envoyé à Seringapatham au printemps de
1790 ; il fut attaqué en route de la même maladie
qui atteignit si vivement les soldats du colonel Pearse.
Ce détachement partit à la fin de mars du voisinage
de la rivière de Soobànreccka : comme il allait au
sud, il trouva un pays dont la température devenait plus chaude. Un vent frais du sud régnait pendant le jour, augmentait de force à mesure que le soleil s'élevait, et s'affaiblissait à mesure que le jour
diminuait, pour disparaître enfin au coucher du soleil. La nuit était calme, chaude et sans vent dans sa
première partie ; mais lorsque le matin approchait,
elle devenait humide et froide ; une rosée épaisse survenait, et un léger vent d'est soufflait de la mer vers
le matin. Pendant le jour, l'atmosphère était obscurcie
par d'épais nuages blancs et par des vapeurs. Le choléra
commença à la fin de mars ; il ne devint pas géné-

ral jusqu'au 15 avril ; mais il prit alors une plus grande activité sous l'influence d'une rafale froide de vent et de pluie qu'éprouva le détachement à Manikpatam, au nord de Chilka-Lake. De ce moment, jusqu'au milieu de juin, jusqu'à ce que la division ait passé Ellore, et que le vent soit devenu plus modéré à la suite de pluies fréquentes, la maladie fit beaucoup de ravages. Comme celles du colonel Pearse, ces troupes n'avaient point de tentes, et ne se mettaient à couvert de l'influence des nuits que par l'abri incomplet de couvertures minces tendues sur des bambous, et encore ce moyen de s'abriter, les domestiques du camp ne l'avaient-ils pas. Les soldats étaient harassés par de longues marches sur un sol sablonneux fréquemment privé d'eau, et par la difficulté de traîner leur artillerie dans de très mauvais chemins ; ce qui les empêchait quelquefois d'arriver à leur halte avant le coucher du soleil. Le thermomètre au milieu de la journée n'était pas au-dessous de 124 degrés F. La maladie était caractérisée par tous les mêmes accidents qui se sont présentés dans la dernière épidémie. Le choléra débutait par une douleur et des spasmes intenses de l'estomac et des intestins, après lesquels se manifestaient les évacuations par en haut et par en bas, et tous les signes d'une excessive faiblesse. » [1]

Tous les détails dans lesquels je viens d'entrer, et les longues citations dont vous venez de lire le rapprochement, démontrent que le choléra-morbus de l'Inde est connu depuis long-temps dans cette contrée ; qu'il y est habituellement sporadique, très fréquemment en plusieurs lieux endémique, et dans certaines années, par certaines circonstances, épidémique, comme il l'a été depuis quinze ans.

[1] *Rapport du Bengale*, Préface, p. xxij.

On ne pourrait objecter à cette conséquence des faits que des différences observées entre les maladies cholériques observées anciennement, et celles qui viennent de régner dans l'Indoustan. Il n'y a eu entre les épidémies anciennes et l'épidémie régnante aucune différence essentielle, il y a identité entre le choléra épidémique de ces dernières années et celui qui a régné autrefois. Cette identité, résultant du rapprochement des phénomènes essentiels de la maladie, me paraît devoir être étendue au choléra décrit par les anciens, et à celui qui se montre quelquefois épidémiquement, et presque tous les ans, sous la forme sporadique en Europe, je n'entrerai dans la discussion de cette identité qu'après avoir fait passer sous vos yeux les descriptions et les faits de choléra-morbus consignés dans les anciens écrivains, et dans les livres de quelques épidémiologistes européens.

Le choléra-morbus de l'Inde qui s'est propagé jusqu'au centre de l'Europe, est le même que celui que les anciens auteurs ont décrit; il n'en diffère par aucun symptôme essentiel; il suffit pour le démontrer, de rapprocher les descriptions que les auteurs nous ont laissées de celles que nous avons empruntées aux observateurs modernes qui ont étudié cette maladie dans l'Inde.

Les auteurs anciens qui ont écrit sur cette maladie avec le plus de précision sont, Arétée, Cœlius-Aurelianus et Celse.

Le choléra-morbus, dit Arétée, « est un flux vers la « bouche, l'estomac et les intestins, qui se fait de toutes « les parties du corps : c'est une maladie des plus aiguës. « Les matières accumulées dans le pharynx et à l'ori- « fice de l'estomac sont rejetées par les vomissements; « et les humeurs qui nagent dans l'estomac et les intes-

« tins sont expulsées par les selles. Les premières ma-
« tières vomies, sont comme de l'eau (ὑδατώδεα), celles
« qui sont expulsées par l'anus sont stercorales, liquides
« et d'une odeur fétide. Si la maladie provient d'une
« longue crudité, l'ingestion des lavements provoque
« des selles d'abord pituiteuses et ensuite bilieuses; la
« maladie semble peu intense au début, et ne s'accom-
« pagne d'aucune douleur; mais il ne tarde pas à se ma-
« nifester une tension cardialgique et gutturale, et des
« coliques abdominales. Si l'intensité de la maladie de-
« vient plus grande, les coliques augmentent; il se ma-
« nifeste des défaillances, une résolution des forces,
« du dégoût pour les aliments et un accablement moral
« extrême. Tout ce qui est ingéré est rejeté avec force
« par les vomissements, avec nausées, une bile tout-à-
« fait jaune se trouve alors dans les matières rejetées par
« les vomissements et par les selles. Les nerfs *se tendent,*
« les muscles des jambes et des bras se contractent spas-
« modiquement, les doigts se recourbent, il survient
« des vertiges et des sanglots. Les ongles deviennent
« livides, les extrémités se refroidissent, et bientôt tout
« le corps perd sa chaleur. Si la maladie arrive à son
« plus haut degré d'intensité, le malade se couvre d'une
« sueur abondante; une bile noire est rejetée par les
« vomissements et les selles. La vessie, dans un état con-
« vulsif, retient les urines, lesquelles d'ailleurs ne peu-
« vent être abondantes, puisque tous les liquides sont
« dérivés sur les intestins. La voix s'éteint; les pulsations
« artérielles sont très faibles et très fréquentes, comme
« dans la syncope; il y a des efforts continuels et inu-
« tiles de vomissements, des envies fréquentes d'aller à
« la selle et des épreintes. La mort survient enfin au
« milieu des douleurs les plus atroces, par des convul-
« sions, des étouffements et des efforts inutiles de vo-

« missements. Cette maladie règne ordinairement pen-
« dant l'été, quelquefois dans l'automne, moins souvent
« dans le printemps et très rarement dans l'hiver. Les
« jeunes gens, et surtout les jeunes gens le plus robustes,
« en sont le plus ordinairement pris ; les vieillards en
« sont rarement affectés, les enfants l'ont plus fréquem-
« ment, mais elle n'est pas mortelle pour eux. » [1]

On trouve entre la description d'Arétée et celle des
observateurs de l'Inde, une différence qui ne me paraît
pas essentielle, quant à la nature du mal : les vomissements, d'après la description d'Arétée, seraient moins
abondants que dans le choléra indien, et ne seraient pas
formés, comme dans ce dernier, presque exclusivement
de matières mucoso-séreuses. Nous reviendrons sur ces
circonstances, qui ne sont pas insolites dans le choléra
indien ; à Calcutta, les vomissements, en 1819 et 1820,
n'étaient pas aussi abondants qu'ils l'ont été dans
d'autres localités, et étaient généralement jaunes, brunâtres ou porracés, en un mot, colorés par la bile ; le
rapport de Calcutta signale cette forme des vomissements, et M. Deville l'a constatée, lors de son séjour
dans cette capitale du Bengale. J'entrerai bientôt dans
quelques détails sur la présence de la bile dans les matières excrétées par les cholériques ; quant à présent, il
s'agit de montrer, par des extraits des anciens auteurs,
que le choléra indien, désigné par l'épithète de spasmodique, n'est rien moins qu'une maladie nouvelle.
La description de Cœlius-Aurélianus est encore plus précise, et moins éloignée des descriptions des médecins
de l'Inde, que celle d'Arétée.

« L'invasion du choléra, dit Cœlius-Aurélianus, est
« fréquemment précédée par un trouble dans les fonc

<hr>

[1] *De curatione morb. acut.* Lib. II, chap. iv.

« tions de l'estomac, trouble qui s'annonce par l'anxiété
« et la tension épigastrique, la toux, avec insomnie,
« coliques intestinales, borborygmes, douleurs abdo-
« minales, diarrhée, éructations, nausées, salivation
« et oppression aux précœurs. L'invasion du mal s'an-
« nonce par des vomissements, d'abord des substances
« ingérées dans l'estomac et déjà altérées, et ensuite d'hu-
« meur et de bile jaune, et après cela, d'un liquide qui
« ressemble à du blanc d'œuf. La matière des vomisse-
« ments est d'abord verdâtre et érugineuse, et finale-
« ment noire. Pendant que les uns vomissent des liquides
« de cette nature, chez d'autres la matière vomie est
« *blanche comme la salive.* Alors le pouls s'affaiblit, les
« articulations se refroidissent et la peau devient noirâtre.
« Le malade ressent en même temps une vive chaleur,
« et a une soif insatiable, la respiration est accélérée ;
« les membres sont contractés, les nerfs et les muscles
« des jambes et des bras se contractent, la région pré-
« cordiale est rétractée comme dans l'iléus. Quelquefois
« les déjections buccales sont sanguinolentes, tous les
« traits sont affaissés, les yeux sont injectés, et vers la
« fin de la maladie il y a du hoquet. » [1]

Les anciens ont, comme on le sait, donné à la bile
une très grande importance dans leurs théories des
maladies abdominales ; ils ont parlé de bile de toutes
les couleurs, et un malade vomissait-il un liquide muqueux blanc, dans une maladie qu'ils attribuaient à la
bile, les galénistes n'hésitaient pas à dire qu'il vomissait
de la bile décolorée. Je trouverais aisément dans Galien
plusieurs passages où cette idée se trouve exprimée, mais,
pour ne parler que de ce qui touche le choléra-morbus
proprement dit, Celse fournit dans un passage sur le

---

[1] *De causis et signis morb.* Lib. III, chap. xx.

choléra, une preuve que cette interprétation était ad-
mise de son temps, et il donne en même temps une
description succincte fort exacte de cette maladie.

« Primo facienda mentio est choleræ ; quia commune
« id stomachi atque intestinorum vitium videri potest.
« Nam simul et dejectio et vomitus est : præterque
« hæc inflatio est, intestina torquentur, *bilis supra in-*
« *fraque erumpit, primum aquæ similis*, deinde ut in ea
« recens caro lota esse videatur, *interdum alba*, non-
« nunquam nigra, vel varia. Ergo eo nomine morbum
« hunc χολέραν Græci nominarunt. Præter ea vero, quæ
« supra comprehensa sunt, sæpe etiam crura manus-
« que contrahuntur; urget sitis, anima deficit. Quibus
« concurrentibus, non mirum est si subito quis moritur.
« Neque tamen ulli morbo minori momento succurri-
« tur. » [1]

Est-il nécessaire, après ces détails, que j'insiste davantage sur la similitude du choléra des anciens avec
celui qui règne maintenant dans l'Inde? Cette seule
différence sur laquelle on a tant insisté, que le choléra
ordinaire se manifeste par des vomissements bilieux,
jaunâtres, verdâtres, porracés, n'est qu'une circonstance d'intensité de la maladie. Lorsque le mal n'est
pas excessivement violent, la bile continue à être versée
dans le duodénum; elle colore les liquides, qui sont
bientôt vomis. Si le spasme intestinal devient excessif,
la sécrétion biliaire, comme toutes les autres, est suspendue : ce liquide, incessamment sécrété par la muqueuse digestive, et qui est incessamment rejeté, n'est
plus alors coloré.

Je n'entrerai dans aucun détail sur des observations plus récentes qui prouveraient, comme les des-

---

[1] *De medicina.* Lib. IV, cap. XI.

criptions des anciens, l'identité absolue de ces maladies; ce n'est pas à un médecin éclairé qu'il faut
rappeler les épidémies de choléra de 1669, observées à Londres par Sydenham; celle d'Ulm, d'octobre
1696, rapportée dans les *Éphémérides des Curieux de
la nature*, par J. Franck; celle de Venise, en 1747, décrite par Augustini dans l'*Epidémiologie de Venise* sur
cette année, et enfin l'épidémie de Paris de 1750, dont
Malouin nous a conservé l'histoire; j'arrive tout de suite
à une observation que j'ai moi-même fait recueillir cette
année à l'Hôtel-Dieu de Paris dans le service dont j'y
suis chargé. Cette observation suffit pour démontrer
qu'il n'y a de différence que par l'intensité entre le
choléra indien et celui qui se manifeste quelquefois
épidémiquement, mais le plus souvent d'une manière
sporadique, en Europe.

Maget (François-Michel), âgé de vingt-neuf ans,
né à Paris, charretier à Neuilly, homme fort et vigou-
reux, à cheveux bruns, d'un tempérament athlétique,
ne fait habituellement aucun excès et s'est toujours
bien porté. Le 25 août, comme de coutume, il
avait déjeuné à cinq heures du matin avec plusieurs
personnes de la maison, et avait mangé une omelette,
du pain, et bu un demi-setier de vin; aussitôt après il
se met en route pour Paris, conduisant une voiture de
légumes; à huit heures moins un quart, sans malaise
précurseur, il ressent tout à coup des douleurs très
vives à l'épigastre, suivies immédiatement dè vomissements et de selles abondantes qui se manifestent simultanément; il a en même temps des crampes aux extrémités, surtout aux orteils, qui paraissent au malade se
tordre et se briser; évacuations par haut et par bas très
abondantes. Le malade se roule sur le pavé, vis-à-vis

l'église Saint-Paul (rue Saint-Antoine), où il se trouvait
pour ses affaires. Pour éviter les contusions, on le place
sur un matelas qui est apporté dans la rue; une of-
ficieuse spectatrice lui fait avaler deux à trois cuil-
lerées d'élixir de longue vie : mouvements convulsifs, perte de la connaissance, qui ne reparaît que sur
les midi. A onze heures, on transporte le malade à
l'Hôtel-Dieu : froid général; selles sanguinolentes, liquides, aqueuses, très fétides, séreuses, légèrement
jaunâtres; vomissements répétés de matières séro-mu-
queuses. L'interne de garde, appelé, prescrit une potion
dite *calmante;* il ordonne des frictions sèches aux extrémités; on l'entoure de linges chauds; c'est avec peine
qu'on parvient à lui rendre une température plus élevée;
cataplasmes chauds sur le ventre. Le malade s'assoupit
quelques heures, et par intermittence; soif très vive;
dans cinq heures de temps, il boit plus de cinq pots de
tisane pectorale chaude; les vomissements ne rapportent que la tisane sans altération appréciable.

M. Caffe, élève interne de la salle et rédacteur
de cette observation , voit le malade à cinq heures du
soir; prostration extrême; agitation intermittente modérée; langue large, humide, décolorée; point de cé-
phalagie; le malade n'accuse aucune douleur; la région lombaire seule lui cause de la fatigue; le pouls
est lent et tout-à-fait filiforme; les battements du cœur
sont insensibles; les facultés intellectuelles paraissent
dans leur intégrité; le malade répond avec justesse, mais
lentement, aux questions; pour les solliciter, on est
obligé d'élever le verbe bien au-delà de l'habitude;
le facies donne une expression de stupeur; inspirations
fréquentes, profondes; température du corps presque
froide dans toutes les régions.

Des frictions avec l'eau-de-vie camphrée chaude,

sur tout le corps, sont immédiatement prescrites; on remplace les draps par une couverture de laine chaude qui enveloppe complétement le malade; on donne par cuillerée, la potion suivante :

℞. Eau distillée de fleurs d'oranger. ⎱ āā 3 onces.
—— de menthe poivrée. . ⎰

Camphre. . . . . 1 scrup.
Laudanum de Sydenham. . . . . . 20 gouttes.

A onze heures du soir : sueurs abondantes; pouls relevé; physionomie plus expansive, moins misérable; vomissements plus rares; évacuations fécales moins fréquentes. On continue la potion.

Le 26 au matin, à ma visite, chaleur de la peau dans l'état physiologique; pouls petit et donnant quatre-vingt-huit pulsations par minute; stupeur de la face; vomissements plus rares; plus de douleurs; une seule selle depuis onze heures du soir; ventre souple, indolent à la pression; langue humide; soif vive; les boissons ne désaltèrent pas. (Une potion avec soixante gouttes de laudanum et sirop diacode, demi-once dans cinq onces de véhicule à prendre par cuillerée; trois lavements émollients dans le courant de la journée.)

Le 27, les vomissements et les évacuations alvines sont moins fréquents; les matières rendues par les selles sont jaunâtres, liquides, et ne paraissent pas contenir de sang; nulle douleur; langue rosée au pourtour, beaucoup moins au centre; épigastre insensible, même à la pression; pouls développé, un peu accéléré, saignée de douze onces, dix-huit sangsues à l'épigastre. Quelques heures après la saignée, tisane pectorale.

Le 28 août, envies de vomir, sans effet; quatre selles liquides, somnolence continuelle; pour le reste, même état que la veille ; saignée du bras de huit onces , douze sangsues à l'anus ; la diète est continuée.

Le 29 août, assoupissement peu profond, soif moins vive, selles sans coliques, cessation des envies de vomir, aucune douleur, saignée de six onces.

Le 30 , amélioration marquée ; le quart de portion pour aliment ; la convalescence se confirme, et le malade sort de l'hôpital le 2 septembre entièrement guéri.

Dans le choléra qui fait le sujet de cette observation , tous les phénomènes du choléra indien ont été réunis ; invasion brusque, par une douleur épigastrique, des vomissements, des selles et des crampes. Après ces accidents abdominaux, il se manifesta un coma qu'il fallut combattre par plusieurs saignées, ce phénomène consécutif a été aussi observé dans le choléra indien , comme le rapporte le docteur Jameson dans le rapport du Bengale.

Le choléra-morbus épidémique, parti de l'Inde en 1817, se propage avec une intensité, et constitue une des plus grandes épidémies qui aient été observées. C'est par cette seule circonstance et par son excessive intensité dans un certain nombre des malades qu'il atteint, qu'il diffère évidemment de toutes les épidémies que les auteurs nous ont conservées ; mais de ce qu'une maladie épidémique a une intensité excessive et se propage dans une immense étendue de pays, s'ensuit-il que cette maladie diffère essentiellement de ce qu'elle est lorsqu'elle est plus circonscrite et moins intense ? Non certainement ; si cela était, il faudrait faire une maladie tout-à-fait nouvelle de cette grande épidémie catarrhale qui, née au Catay en 1746, a progressivement parcouru l'Asie, l'Europe, l'Afrique et une partie de l'Amérique. Ce n'était cependant qu'une affection catarrhale comme on en voit régner épidémiquement sur des surfaces plus ou moins étendues, de temps à autre, comme il en a régné une cette année en France et dans une partie de l'Allemagne.

Sydenham a le premier noté que le choléra épidémique ne stationne jamais long-temps dans un même lieu, le choléra de l'Inde marche de la même manière: on le voit s'arrêter deux à trois mois dans une ville avant de s'étendre aux villes voisines, et c'est ordinairement lorsqu'il décline dans son premier siége qu'il commence dans les lieux voisins, dans lesquels l'épidémie se transporte. Je reviendrai sur ce fait en vous traçant l'itinéraire du choléra.

Revenant maintenant aux prémisses que j'ai posées, je crois avoir bien établi que le choléra indien ne diffère pas essentiellement du choléra-morbus connu des anciens et de celui qu'on observe, tantôt sporadiquement, tantôt épidémiquement en Europe.

La nature du choléra-morbus se trouve, pour moi, dans la considération des faits suivants :

1°. Dans tous les choléra-morbus, et à toutes les périodes de cette maladie et dès son début, il y a expulsion d'un fluide morbifique nécessairement déposé par la membrane muqueuse gastro-intestinale dans le tube digestif.

2°. Dans les choléra-morbus où la mort est rapide, quelque considérable d'ailleurs que soit la quantité de fluide morbifique excrété, il n'y a point de lésion de tissu des organes abdominaux qui rende raison des accidents.

3°. Les crampes, les accidents spasmodiques, commencent avec l'expulsion du liquide morbifique, et ne cessent que lorsque les vomissements et les selles se calment. Il en est de même du froid extérieur, de la lividité des ongles , etc.

4°. Lorsque les malades résistent aux premiers accidents cholériques, on voit souvent des symptômes de phlegmasie abdominale se manifester ; et quelquefois les malades succombent à cette phlegmasie dont on trouve constamment les traces sur les membranes gastro-intestinales.

Ces faits posés, j'en conclus que le choléra-morbus n'est ni une maladie inflammatoire, proprement dite, ni une maladie nerveuse : c'est une altération de sécrétion gastro-intestinale. Toute la surface interne du tube digestif sécrète un fluide séro-muqueux dont nous verrons tout à l'heure la nature. Cette excessive sécrétion influe sur l'organisme en entier : 1°. Par l'orgasme sécrétoire, c'est-à-dire par la surexcitation qui existe dans tout organe sécréteur, qui a une action considérable ou insolite, et ici l'organe sécréteur est très étendu et est lié à toute l'économie par une connexion étroite. 2°. Par la déperdition rapide de fluide qui en est le résultat, déperdition qui non seulement épuise le malade, mais modifie le sang par la soustraction rapide de sa partie séreuse.

L'orgasme sécrétoire et la déperdition excessive et rapide de fluide, expliquent les crampes, la faiblesse rapide, la chute du pouls, le froid général et tous les accidents du choléra. Tous ces accidents existent dans les hémorrhagies foudroyantes , excepté qu'alors la partie colorante du sang étant soustraite, il n'y a pas, comme dans le choléra, teinte livide, plus ou moins générale qui dépend immédiatement de la présence de cette matière colorante relativement en excès dans les vaisseaux.

Toutes les fois que la vie est rapidement mise en

danger par une cause énergique qui frappe une grande surface, il y a congestion sanguine très active sur les organes profonds, et froid général très intense. Cela s'observe surtout dans les brûlures étendues; ceux qui succombent aux premiers accidents des brûlures, meurent avec une congestion de tout le système circulatoire des viscères qu'il faut avoir vue pour s'en faire une idée, et ces symptômes sont un froid général et une contraction très prononcée de toutes les formes du corps.

Je n'admets pas tous les principes de l'école qui se dit physiologique, mais j'admets comme un fait constaté depuis bien long-temps en médecine, et qu'il ne faut jamais perdre de vue, que les organes digestifs exercent sur tout l'organisme un immense empire, et que par cette raison les maladies dont ils sont le siége compromettent secondairement, dans le plus grand nombre des cas, toutes les fonctions des autres organes. Quintus Serenus Samonicus, qui écrivait en l'an 213, a décrit avec toute l'énergie de la poésie les modes de cette influence des organes digestifs :

> Qui stomachum regem totius corporis esse
> Contendunt, verâ niti ratione videntur.
> Hujus enim validus firmat tenor omnia membra :
> At contrà ejusdem franguntur cuncta dolore :
> Quin etiam, nisi cura juvat, vitiare cerebrum
> Fertur et integros illinc abducere sensus. [1]

Cette congestion sanguine profonde, cette hyperstimulation, qui constituent l'orgasme sécrétoire dans toute la muqueuse gastro-intestinale, sont les causes prochaines suffisantes de l'inflammation dont ces organes deviennent le siége si la maladie se prolonge; c'est par eux que je me rends raison de la gastro-entérite,

[1] *De medicina præcepta saluberrima, carmine heroico conscripta.* Amstelodami, 1706.

que tous les observateurs ont reconnue sur un si grand nombre de cholériques.

Il se présente chez beaucoup de personnes affectées de cette maladie, des symptômes d'inflammation des intestins grêles qui se rapportent parfaitement aux traces de phlegmasies que les ouvertures du corps font en effet souvent reconnaître dans ces organes après la mort. Le docteur Annesley a beaucoup insisté sur ce fait; j'en admets toute l'importance, mais je ne vois pas comment une inflammation aussi peu étendue, et même le plus souvent aussi légère dans cette partie du tube digestif pourrait rendre raison des accidents si graves et si promptement mortels du choléra. Telles ne sont, ni la marche, ni les terminaisons des duodénites; cependant j'attache beaucoup d'importance à cette lésion du duodénum, elle est la trace de l'impression de la cause qui agit sur le tube digestif pour modifier la sécrétion de la muqueuse, et faire ainsi éclater le choléra. Il n'est point en effet surprenant que cette cause, dont l'action est si énergique, produise de prime-abord plus qu'une surexcitation sécrétoire, et détermine ainsi une vraie inflammation.

Le fluide sécrété par la muqueuse digestive, qui est rejeté en si grande quantité dans le choléra, et qui se trouve encore accumulé si abondamment dans le tube digestif des cadavres, qui en est distendu, mérite d'être spécialement examiné; on s'en est occupé incomplétement à la vérité. Cependant on l'a soumis à l'analyse, et moi, qui regarde la sécrétion de ce fluide comme étant l'élément essentiel, constitutif du choléra, comme constituant, par la soustraction qu'il fait d'une partie des éléments du sang, la cause prochaine de l'altération de ce fluide, j'attache beaucoup d'importance à ce premier essai, qui, s'il inspirait à d'autres le désir de suivre cette direction de recherches sur la nature des modifications des liquides sécrétés et exhalés dans les maladies, changerait probablement la face de la science. Les résultats de cette analyse vous intéresseront et s'ajouteront à ce que je vous ai déjà rapporté des investigations sur les cadavres pour constater les lésions des liquides et des solides qui sont les résultats plus ou moins directs du choléra ou de sa cause déterminante.

Sur les altérations des fluides dans le choléra; extrait d'une lettre au docteur Todd de Brighton; par M. R. Herrmann de Moscou. [1]

1°. Les liquides des évacuations alvines et des vomissements contiennent avec de l'eau, de l'acide acétique, une petite quantité d'osmazôme, une matière salivaire, de l'acide butyrique et du mucus. Ces matières excrétées ressemblent beaucoup à du suc gastrique, mais ne contiennent aucune trace d'acide muriatique libre.

Dans les liquides des selles, la quantité d'acide butyrique est plus grande que dans ceux des vomissements; ces matières contiennent outre de l'albumine en petite quantité, une matière huileuse fétide et un léger mélange de bile.

2°. La bile des cholériques contient les mêmes éléments que celle des personnes saines; elle n'est que plus concentrée.

3°. La sécrétion de l'urine est presque entièrement supprimée pendant cette maladie; la première urine que les malades rendent, lorsque la maladie cède, contient moins d'urée et une moindre quantité des éléments solides que celle des personnes saines.

4°. Le sang éprouve des changements considérables

[1] *Medico-Chirurgical Review*, july 1831, p. 285.

pendant le choléra. Suivant M. Herrmann, le sang des personnes saines contient des acides carbonique et acétique à l'état libre. Le sang des cholériques contient beaucoup moins d'acide acétique, et la quantité du caillot, relativement à celle du sérum, est beaucoup plus grande que dans le sang des personnes en bonne santé. La proportion plus grande du caillot se trouve en rapport direct avec la nature plus grave du mal.

Du sang extrait à un malade, deux heures avant sa mort, contenait 62,5 pour cent de caillot et 37,5 de sérum, dont la pesanteur spécifique était de 1,036, agissant à la manière des alcalis sur le papier de tournesol. Le sang d'une personne saine, traité de la même manière, fournit 43 pour cent de caillot, et 57 pour cent de sérum à la pesanteur spécifique de 1,027, agissant comme un acide sur le papier d'épreuve.

M. Herrmann conclut de ces expériences que le changement de composition qu'éprouve le sang, est l'effet de la déperdition d'une partie de ses éléments par les selles et les vomissements; le sang, selon lui, en perdant ainsi son acide acétique et une partie de ses parties aqueuses, acquiert cette plus grande consistance, et cette tendance à se séparer de sa fibrine qui s'observent pendant cette maladie. Le docteur Taenichen, dans ses nombreuses dissections, a constamment trouvé la fibrine séparée dans le cœur, et y formant des masses polypeuses qui obstruaient en partie les artères.

5°. M. Herrmann a trouvé que l'air qui environne immédiatement les cholériques contient une substance qui, lorsqu'elle est déposée sur des surfaces froides, ressemble à du mucus animal. Cette matière n'a aucune action sur le papier d'épreuve. Elle se précipite par l'acétate de plomb et la noix de galle; elle présente alors une grande analogie avec la substance que Moscati a séparée de l'air infecté.

L'opinion de M. Herrmann est, qu'à une certaine période de la maladie, un miasme se développe, et que dans certaines prédispositions constitutionnelles, l'air inspiré, contenant cette matière infectante, détermine le développement de la maladie. Il paraît, d'après ce savant, qu'à Moscou, trois individus sur cent seulement, possédaient cette susceptibilité à contracter la maladie. La cause prochaine des accidents cholériques paraît consister dans une sécrétion trop copieuse du suc gastrique, dans une obstruction spasmodique des absorbants du canal digestif et des canaux biliaires, et dans une altération du sang qui, arrivée à un certain degré, termine la vie du malade en arrêtant la circulation. Les remèdes qui déterminent une abondante diaphorèse sont les seuls moyens efficaces contre le choléra; on n'a pas vu à Moscou un seul malade se rétablir sans une diaphorèse critique.

Les observations de M. Herrmann sont à mes yeux d'une grande importance; elles suffisent déjà, tout incomplètes qu'elles sont, pour expliquer plusieurs circonstances de la maladie, et elles confirment bien l'opinion que j'ai adoptée, qui au surplus paraît être aussi, comme vous le voyez, celle de M. Herrmann : savoir que le choléra est primitivement une altération de sécrétion de la muqueuse gastro-intestinale.

On doit regretter que dans son analyse des liquides rejetés, M. Herrmann n'ait pas déterminé les proportions des éléments. Cette détermination nous eût mis à même de comparer les quantités, et de bien apprécier des différences qu'il serait important de connaître; la

qualité acide de ces sucs assez prononcée suffit pour
expliquer la couleur verte porracée que reçoivent ces
liquides de la présence de la bile quand son excrétion
n'est pas tout-à-fait supprimée. Cette influence des acides
sur la bile est bien connue; elle se remarque surtout
dans les diarrhées des enfants, et tous les médecins
savent que l'administration d'un alcali, comme la magnésie par exemple, suffit pour faire disparaître avec
leurs propriétés acides, les qualités âcres de ces liquides
et en même temps leur couleur porracée. Je conclus
de cette observation que la couleur verte porracée des
matières excrétées dans les maladies cholériques n'indique pas plus un flux bilieux que la couleur blanche
de ces matières. On ne trouve d'ailleurs pas dans ces
matières vertes aqueuses si abondantes, les caractères
évidents de la bile; leur qualité acide et leur manque
de viscosité montrent qu'elles proviennent de la sécrétion de la muqueuse gastrique. Dans ces cas seulement
comme dans les choléra graves, il n'y a pas suppression
absolue de l'excrétion biliaire dans le duodénum, la
quantité qui y est versée, quelque petite qu'elle soit, par
l'action des acides contenus dans le fluide altéré que
sécrète incessamment la muqueuse gastro-intestinale,
devient verte et colore les fluides excrétés qui conservent encore toute leur âcreté par l'excès d'acide
qu'ils contiennent.

Pour le sang, M. Herrmann a déterminé les quantités
d'éléments constitutifs, le caillot se trouve, selon lui,
augmenté dans le sang des cholériques de 43 à 62,5, et
le sérum réduit de 57 à 37,5; il est fâcheux que ce savant n'ait pas indiqué positivement dans quel état il a
réduit la fibrine pour la peser, c'est-à-dire à quel degré
de dessiccation il l'a amenée, car on sait que le caillot
retient beaucoup de sérum; il y a là une cause qui em-

pêche de considérer l'expérience comme rigoureuse, néanmoins, comme M. Herrmann a dû opérer sur le sang malade et sur le sang sain de la même manière, il y a une différence trop grande entre les produits pour qu'il soit possible de douter qu'il n'ait en effet constaté une diminution considérable dans la quantité du sérum, diminution qui, au surplus, se conçoit très bien par la soustraction énorme de liquide dont la surface digestive, si étendue, se trouve le siége dans cette maladie.

Je termine ici cette lettre beaucoup trop longue, dans laquelle j'ai surtout eu pour but de vous faire connaître successivement ce qui a été observé dans l'Inde sur la nature du choléra, sur les symptômes et les désordres des organes qu'il détermine. Dans une autre lettre nous suivrons cette maladie dans sa migration vers l'Europe; au milieu de laquelle nous la verrons s'avancer en conservant partout ses caractères tranchés.

Je suis, etc.

A. N. GENDRIN.

P. S. Le choléra-morbus a été partout le sujet d'instructions adressées par les autorités pour indiquer les précautions à prendre pour s'en préserver ou pour le guérir. Je pourrai discuter un jour avec vous ces instructions, qui sont généralement bien médiocres; j'ai pensé cependant que celle dont cette maladie a été l'objet à Constantinople pourrait vous paraître de quelque intérêt et exciter votre curiosité à cause de l'état d'ignorance où nous supposons les médecins du Levant, et surtout aussi comme une de ces pièces qui pourraient

montrer que le fatalisme, que nous attribuons si gra-
tuitement aux mahométans, est encore un de ces
contes avec lesquels on berce notre enfance, et qui
ne sont honteux que pour les imposteurs qui les ima-
ginent. Vous ne trouverez sans doute pas dans ce tra-
vail du premier médecin de Constantinople, la preuve
d'un savoir bien étendu, mais on ne peut nier, en le
lisant, que son auteur ne soit jusqu'à un certain point
au courant de la science, surtout relativement au choléra-morbus; il a cet avantage sur beaucoup de membres de nos conseils supérieurs de santé, conseils de
salubrité, intendances sanitaires, etc. Il est d'ailleurs
médecin, et sous ce seul rapport, au moins, le gouvernement turc s'est gardé du ridicule d'aller demander
des lumières sur les questions médicales à des hommes
étrangers à la médecine, à des hommes à préjugés,
auprès desquels le médecin de Constantinople serait
un grand savant avec sa doctrine de la contagion adoptée sur parole.

*Instruction sur le choléra-morbus, publiée en turc par
l'Hélkim-Bachi, chef des médecins de Constantinople.
(Traduction textuelle.)* [1]

Mettant ici de côté tous les bruits et toutes les exagé-
rations auxquels a donné lieu la nouvelle maladie qui
se répand, ainsi que tout le monde le sait, parmi les
hommes, bien que jusqu'à ce jour elle soit légère, peu
répandue, et que surtout elle ne le soit pas au degré
que l'on se plaît à répéter, comme la loi divine et la
raison s'accordent pour faire un devoir à chacun de
s'attacher à l'emploi des moyens qui peuvent le garantir
du danger de mort, il est aussi du devoir de celui qui

[1] Communiquée par M. le docteur R. Prus.

occupe le poste de chef des médecins, de publier les moyens préservatifs à employer avant, et autant que possible le traitement à suivre après l'invasion de la maladie. C'est uniquement dans ces vues d'utilité publique qu'a été rédigée cette Note, qui renferme un avant-propos et trois chapitres.

AVANT-PROPOS. Cette maladie est la maladie terrible connue dans la riche langue arabe, sous les noms de *hèïdà* et *maradi èswèd*, dont la cause est l'épanchement dans l'estomac et dans les intestins d'une bile enflammée; les effets sont des déjections par haut et par bas, la terminaison la plus ordinaire est la mort. Mais l'on n'avait jamais entendu dire, et les livres de médecine n'ont point fait mention qu'aussi prompte à se répandre de ville en ville, et, suivant quelques rapports, à se communiquer d'homme à homme, elle fît périr en si peu de temps.

Les gazettes et les lettres des médecins, apprennent qu'elle a pris naissance dans les Indes à peu près en l'an 1230 (1814); elle s'est attachée aux rives de l'Indus, d'où, après avoir alternativement été légère et maligne, avoir disparu un instant pour reparaître l'instant d'après, elle a envahi la Perse, et en dernier lieu les parties basses, arrosées de rivières ou couvertes de lacs des pays situés au nord-est. Extrêmement maligne, et donnant la mort en très peu de temps dans les villes et pays qui, éloignés de la mer, sont arrosés par un fleuve, l'expérience a démontré que si elle s'étend sur les rivages de la mer et dans les îles, elle n'y est pas meurtrière.

CHAPITRE Ier. *Invasion et symptômes du choléra.* — Le choléra se déclare souvent par des vertiges violents,

au point de renverser subitement par terre, quoiqu'il
n'y ait point de cause apparente connue, ni rien qui
indique un dérangement dans la santé. Vient ensuite un
froid qui, commençant par les extrémités des doigts des
pieds et des mains, va gagnant, et bientôt les pieds et
les mains sont glacés. Une pesanteur, et ensuite de violentes douleurs se font sentir à l'estomac ou aux deux
côtés du ventre. Dans cet état, la figure et les autres
membres deviennent violâtres; les maux de cœur se
font sentir, et des vomissements de matières noires et fétides surviennent, ainsi que des évacuations par bas de
matières semblables; enfin en peu de temps, quelquefois en trois heures et même moins, la mort.

Tous ces symptômes n'ont pas toujours la même
marche; chez des malades ils se succèdent dans un autre
ordre.

Souvent les veines sont tellement rentrées qu'on ne
peut les trouver pour saigner, et il est impossible de les
faire reparaître et de tirer du sang, tant qu'on n'a pas
donné au malade de l'huile de menthe, de la sauge et
autres choses fortes; d'autres fois aussi la lancette perce
la veine sans qu'il en sorte du sang.

CHAPITRE II. *Des moyens prophylactiques.* — L'expérience nous apprend qu'on ne doit point aller, autant
que possible, dans les maisons où le choléra-morbus
s'est déclaré, qu'on doit éviter toute fréquentation et
tout rapprochement avec ceux qui se trouvent auprès
des cholériques; car il est constaté que cette maladie,
comme la peste, est contagieuse. Aussitôt qu'elle est
dans une maison, il faut laver et purifier tous les habits
du malade, laver également tout ce qui se trouve dans
la chambre, et la laisser fermée de cinq à dix jours;

faire bouillir dans cette maison pendant quelques jours du vinaigre dans un pot.

Il faut éviter, autant que possible, les quartiers situés dans un fond, et dont les maisons sont entassées l'une sur l'autre; si l'on est obligé d'y aller, respirer du vinaigre ordinaire, du vinaigre des quatre-voleurs, de l'alcali volatil, ou, à défaut de toute autre chose, de l'ail; cette précaution est même bonne dans tout quartier; on doit bien parfumer plusieurs fois par jour les maisons avec du styrax, du goudron, des cônes de cyprès ou des baies de genièvre; passer la nuit, et même habiter, autant que possible, dans des lieux aérés, entretenir toujours le corps en moiteur, les pieds chauds, et à cet effet porter toujours des bas ou des chaussons.

Comme c'est une bile enflammée qui produit cette maladie, on doit s'abstenir et se garder de toute nourriture et boisson qui engendre la bile, qui la mette en mouvement et l'enflamme, de tout mets pesant, et se contenter d'aliments légers et en petite quantité. Il est reconnu et de notoriété publique qu'avec un pareil régime on évite cette terrible maladie. Ce qui surtout la provoque, ce sont, dit-on, les mets préparés à l'huile d'olive, parce qu'elle corrompt le sang et dispose la bile à s'enflammer. Il en est de même de tout aliment pesant et gras, ainsi que des pâtes, telles que *bogatcha, tcheurìq* à la graisse, *beurìq, halva, baklava, lokina, guaglìmè*, en un mot de toute nourriture de digestion difficile. Les lettres qui arrivent des divers points, écrites par les médecins, interdisent absolument le lait et toute préparation au lait, de même que les œufs, parce qu'ils font beaucoup de bile; il en est de même des prunes, pêches, abricots, melons, pastèques, concombres et autres fruits semblables. On peut manger des pommes, des grenades acides, du verjus, prendre des boissons acides, de la limonade, de l'oximel, pourvu que ce soit modérément et en petite quantité. Il faut habituellement corriger la crudité de l'eau par une quantité suffisante de vinaigre ; l'usage de la salade vinaigrée est un bon moyen d'hygiène, hors le cas d'un fort rhume, ou à moins que le vinaigre ne soit contraire ; comme cela arrive à quelques tempéraments ; l'on doit alors se borner à en respirer, et à s'en frotter la figure. L'aliment que l'on doit préférer est celui qui se digère vite, et ne laisse aucun poids sur l'estomac, entre autres le riz, la soupe au gruau d'orge, les poules et poulets, le mouton de première qualité rôti ou bouilli ; parmi les légumes, les citrouilles, les gombaux, les haricots frais, les pousses de fenouil, le pourpier et autres herbes légères et de facile digestion ; mais point de mélongènes ni de choux, qui échauffent le sang ; il n'y a point de mal non plus à manger modérément du pilav simple ou au safran, à moins qu'il ne soit préparé avec de mauvais beurre. S'abstenir de vin, d'eau-de-vie, de rhum et en général des liqueurs spiritueuses, qui toutes sont échauffantes, de l'opium, en un mot, de choses enivrantes, parce qu'elles échauffent le sang et enflamment la bile. Mais il est d'expérience que l'emploi modéré des eaux distillées, et huiles de quelques fleurs printanières et plantes prévient l'invasion du mal, ou y remédie quand elle a eu lieu, et l'on en a obtenu les plus heureux effets. Tous s'accordent particulièrement sur l'utilité de l'usage de la menthe : boire matin et soir, avant les repas, une tasse d'eau distillée de menthe, de mercuriale, de thym ou d'écorce de cédrat donne de la force à l'estomac et aux membres, facilite convenablement la digestion, ou bien l'on verse dans une tasse d'eau quelques gouttes d'huile distillée de menthe ou des autres plantes ci-dessus, on bat bien, on boit, et le résultat est lé même que celui de l'eau distillée de ces plantes aromatiques; il est très bon d'en prendre avant et entre les repas; l'on peut encore éprouver les meilleurs effets de dix à quinze gouttes d'eau de la reine de Hongrie, ou d'eau de mélisse dans une tasse d'eau pure. Quoique l'oignon et l'ail échauffent le sang et paraissent en conséquence devoir nuire, l'on a observé qu'ils préservaient de la maladie ceux qui en mangeaient. Il a d'ailleurs été reconnu de tout temps, que l'usage de l'oignon et de l'ail garantit le corps de l'influence du mauvais air. Enfin, il ne faut pas se laisser aller à la peur au point de se décourager; il faut au contraire par le courage s'assurer, autant que possible, tous les moyens de santé; et pour le reste se résigner à la volonté et se mettre sous la garde de Dieu.

CHAPITRE III. *Traitement à suivre par les cholériques.* — A l'instant de l'invasion du choléra, c'est-à-dire quand le malade éprouve un violent vertige, on doit, sans perdre une minute, lui frictionner très fortement les pieds, les mains, avec de la flanelle, du drap, ou un frottoir de bain; mais une simple friction ne suffisant pas, il faut appliquer aux pieds, aux mains du malade, de la flanelle, des irritants; ceux mêmes qui frictionnent devront s'en induire les mains, et frictionneront le plus fort possible jusqu'à ce que les membres frictionnés redeviennent chauds, rouges et gonflés. A cet effet, l'on prendra quelques têtes d'ail, des oignons, du sel, de la moutarde, du poivre, du poivron rouge, de l'eau-de-vie forte, de l'alcali volatil, de la rhue, de la thériaque, celle de ces drogues que l'on aura sous la main; on les pilera seules ou plusieurs ensemble; on en formera un onguent avec du vinaigre; on l'étendra abondamment sur les membres à frictionner, et l'on ne cessera de frictionner jusqu'à ce que la chaleur, la rougeur et le gonflement aient reparu.

Aussitôt que l'on se sera mis à frictionner, on devra appeler en toute hâte un bon médecin, sur l'avis duquel on fera, n'importe à quelle veine du bras, une saignée copieuse, de cent vingt drachmes de sang, ou même davantage, suivant l'état du malade, son âge, etc. Et comme il serait à craindre s'il se passait quelques heures sans que le médecin arrivât, que la saignée étant différée, l'on ne pût en recueillir le bon effet, et que le malade en mourût, s'il tardait à venir, l'on ne devrait pas être arrêté par cette considération, et l'on devrait saigner à tout hasard.

Comme il serait possible qu'ainsi qu'il a été dit, les veines fussent rentrées, au point que la saignée fût impraticable, et que le sang s'étant retiré de la circonférence au centre, c'est-à-dire s'étant porté de l'extérieur du corps au cœur, il ne coulât pas quand on ouvrirait la veine, il faudrait alors bien frictionner de la manière indiquée plus haut l'endroit sur lequel on se proposerait de faire la saignée, donner, s'il était possible, au malade, une infusion de sauge ou de camomille, afin qu'en rappelant le sang du centre à la circonférence, c'est-à-dire du cœur à l'extérieur du corps, il circulât de nouveau dans les veines, et rendît praticable la saignée; comme dans cette maladie elle n'est pas le plus souvent pratiquée pour remédier à l'inflammation et à la corruption du sang, mais que le but est de rappeler le sang à la circonférence du corps, elle ne peut être que très utile.

Quand le malade éprouve sur l'estomac et au nombril des douleurs et des coliques, le remède est d'y appliquer une vingtaine de sangsues, ou bien de faire un cataplasme composé de forte eau-de-vie ou de l'élixir de propriété de Paracelse avec de l'huile de pomme de menthe, et de l'appliquer en le renouvelant souvent sur la partie douloureuse; ou de bien faire bouillir avec de l'huile une dizaine de poivrons rouges et de les appliquer; ou enfin de mêler avec de l'huile d'olive, de l'huile distillée de menthe ou de romarin, jusqu'à ce qu'elles forment un onguent, dont on frotte la partie douloureuse, et que l'on recouvre d'une mousseline chauffée à un feu léger; et en outre l'on boit, pour apaiser la douleur, une légère infusion de camomille, ou bien une goutte d'huile de menthe, de sauge ou de romarin dans une tasse d'eau.

La cessation des douleurs est l'indication de la guérison du malade; l'on doit alors le faire bien suer; et à cet effet on lui fait boire une infusion de camomille, de fleurs de sureau, ou de thé.

Il est d'expérience journalière que, quand on a ainsi employé, contre cette maladie, les moyens préservatifs et curatifs que nous venons d'énumérer, l'on parvient, Dieu aidant, à échapper à la mort; mais au contraire, il est certain, nous le répétons, que si l'on néglige d'administrer, à l'instant de l'invasion du mal, les secours nécessaires, tels que la saignée et les frictions, et que l'on attende quelques heures, ces secours seront alors sans résultat.

Recette pour le Choléra, pratiquée en Perse avec le plus grand succès.
(Traduction de l'anglais.)

Aux premiers symptômes , l'on tire cinquante à soixante *miskah* (médicaux) de sang. Ne point arrêter le vomissement, mais laisser la nature suivre son cours. Alors dix grains de calomel avec un demi-grain d'opium, que l'on répète cinq à six heures après. Si les symptômes ne cessent pas, examiner soigneusement si les pilules n'ont pas été rendues par le vomissement. On fera boire une cuillerée à café d'esprit étendu d'eau. On ne donnera point d'eau froide. Quand la violence du mal sera passée , on prendra des lavements dans lequels on mettra de l'huile pour emporter les matières accumulées dans les intestins. Si les symptômes sont très graves , on répétera plus fréquemment les doses de calomel. S'il n'a pas purgé, on prendra une petite quantité d'huile de castor. On frottera les membres. On enveloppera les pieds dans des flanelles ou des couvertures de laine trempées dans de l'eau salée chaude.

Si un enfant est attaqué du choléra , on lui donnera quatre à cinq grains de calomel avec un demi-grain d'opium ; la dose sera répétée six ou huit heures après , si les spasmes ne cessent pas. Si les intestins n'ont pas d'action , on donnera une petite quantité d'huile.

Un médecin anglais, en suivant la même méthode, ajoute : Si le mal continue, on donnera deux grains d'opium solide de préférence au laudanum. J'ai trouvé que de bonne eau-de-vie donnée en petite quantité faisait beaucoup de bien. Il y a ordinairement beaucoup de soif, et j'ai trouvé nécessaire de refuser l'eau à mes malades et de ne leur donner qu'un peu d'esprit avec de l'eau , à petits coups et par intervalles. Si la crampe survient , on donnera de l'opium en plus grande quantité. La menthe poivrée est souvent utile....... Si les crampes surviennent, on devra entretenir le corps chaud, et bien frictionner. Point de nourriture autre qu'une tasse de café, et un morceau de rôti après un jour ou deux. La tendance au mal pourrait reparaître après un mieux, une cuillerée à café d'eau-de-vie rendra généralement le ton à l'estomac.

www.ingramcontent.com/pod-product-compliance
Ingram Content Group UK Ltd.
Pitfield, Milton Keynes, MK11 3LW, UK
UKHW022237120726
13694UKWH00003B/858